ANATOMIA DO CÃO
ATLAS PARA COLORIR

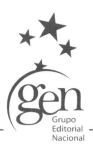

O GEN | Grupo Editorial Nacional – maior plataforma editorial brasileira no segmento científico, técnico e profissional – publica conteúdos nas áreas de ciências da saúde, exatas, humanas, jurídicas e sociais aplicadas, além de prover serviços direcionados à educação continuada e à preparação para concursos.

As editoras que integram o GEN, das mais respeitadas no mercado editorial, construíram catálogos inigualáveis, com obras decisivas para a formação acadêmica e o aperfeiçoamento de várias gerações de profissionais e estudantes, tendo se tornado sinônimo de qualidade e seriedade.

A missão do GEN e dos núcleos de conteúdo que o compõem é prover a melhor informação científica e distribuí-la de maneira flexível e conveniente, a preços justos, gerando benefícios e servindo a autores, docentes, livreiros, funcionários, colaboradores e acionistas.

Nosso comportamento ético incondicional e nossa responsabilidade social e ambiental são reforçados pela natureza educacional de nossa atividade e dão sustentabilidade ao crescimento contínuo e à rentabilidade do grupo.

ANATOMIA DO CÃO
ATLAS PARA COLORIR

Robert A. Kainer, DVM, MS
Professor Emeritus of Anatomy
College of Veterinary Medicine and Biomedical Sciences
Colorado State University
Fort Collins, Colorado

Thomas O. McCracken, MS
Vice President for Research and Development
Visible Productions LLC
Fort Collins, Colorado

Tradução
Profª Dra. Márcia Rita Fernandes Machado
Médica Veterinária na Função de Professor Adjunto das
Disciplinas de Anatomia dos Animais Domésticos da Faculdade
de Ciências Agrárias e Veterinárias, Campus de Jaboticabal (FCAVJ)
da Universidade Estadual Paulista (UNESP).

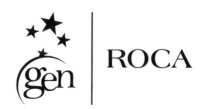

- Os autores deste livro e a editora empenharam seus melhores esforços para assegurar que as informações e os procedimentos apresentados no texto estejam em acordo com os padrões aceitos à época da publicação. Entretanto, tendo em conta a evolução das ciências, as atualizações legislativas, as mudanças regulamentares governamentais e o constante fluxo de novas informações sobre os temas que constam do livro, recomendamos enfaticamente que os leitores consultem sempre outras fontes fidedignas, de modo a se certificarem de que as informações contidas no texto estão corretas e de que não houve alterações nas recomendações ou na legislação regulamentadora.

- Os autores e a editora se empenharam para citar adequadamente e dar o devido crédito a todos os detentores de direitos autorais de qualquer material utilizado neste livro, dispondo-se a possíveis acertos posteriores caso, inadvertida e involuntariamente, a identificação de algum deles tenha sido omitida.

- **Atendimento ao cliente: (11) 5080-0751 | faleconosco@grupogen.com.br**

- Traduzido de:
  DOG ANATOMY – A COLORING ATLAS
  Copyright © 2003 by Teton NewMedia. All rights reserved.
  Jackson, Wyoming, USA
  ISBN-1-893441-17-2

- Direitos exclusivos para a língua portuguesa
  Copyright © 2008 by
  EDITORA ROCA LTDA.
  Uma editora integrante do GEN | Grupo Editorial Nacional
  Travessa do Ouvidor, 11
  Rio de Janeiro – RJ – 20040-040
  www.grupogen.com.br

- Reservados todos os direitos. É proibida a duplicação ou reprodução deste volume, no todo ou em parte, em quaisquer formas ou por quaisquer meios (eletrônico, mecânico, gravação, fotocópia, distribuição pela Internet ou outros), sem permissão, por escrito, da editora GUANABARA KOOGAN LTDA.

**CIP-BRASIL. CATALOGAÇÃO-NA-FONTE
SINDICATO NACIONAL DOS EDITORES DE LIVROS, RJ.**

K19a
Kainer, Robert A.
  Anatomia do cão : atlas para colorir / Robert A. Kainer, Thomas O. McCracken ; [tradução Márcia Rita Fernandes Machado]. - [Reimpr.]. - São Paulo : Roca, 2022.
  il. ;

  Tradução de: Dog anatomy : a coloring atlas
  ISBN: 978-85-724-1729-7

  1. Cão - Anatomia. 2. Anatomia veterinária - Atlas. 3. Livros para colorir. I. McCracken, Thomas O. II. Título.

07-3747.   CDD 636.70891
                                  CDU 619.611

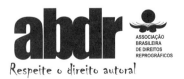

Agradecimentos

Os autores expressam sua gratidão ao Dr. Michael Smith, da Ross University, e à Dra. Anna Dee Fails, da Colorado State University, professores de anatomia que realizaram revisões importantes dos desenhos e do texto; também agradecem ao senhor Mark Goldstein, proprietário de cão e estudante de anatomia, por emitir meticulosas críticas. Suas contribuições auxiliaram substancialmente na elaboração deste atlas.

Intensos agradecimentos à paciência e aos conselhos da equipe da Teton New Media.

Algumas ilustrações foram redesenhadas, com base nas seguintes fontes:
Evans H.E. (ed.): Miller's Aanatomy of the Dog, 3rd ed., Philadelphia, W.B. Saunders, 1993. Figure 9-7.
Noden D.H., deLahunta A.: The Embryology of Domestic Animals, Developmental Mechanisms and Malformations, Baltimore, Willians & Wilkins, 1985. Figure 18-15.

As seguintes publicações foram utilizadas como referência geral:
Done S.H., Evans S.A., Strickland N.C.: Color Atlas of Veterinary Anatomy, Vol. 3, The Dog and Cat, London, Mosby-Wolfe, 1996.
Budras K-D., Fricke W., McCarthy P.H.: Anatomy of the Dog – An illustrated Text, 3rd Ed., London, Mosby-Wolfe, 1994.
Evans, H.E. (ed.): Miller's Anatomy of the Dog, 3rd ed., Philadelphia, W.B. Saunders, 1993.
Boyd J.S.: A Color Atlas of Clinical Anatomy of the Dog and Cat, London, Mosby-Wolfe, 1991.
Popesko P.: Atlas of Topographical Anatomy of the Domestic Animals, Philadelphia, W. B. Saunders, 1979.
Ellenberger W., Dittrich H., Baum H., Brown L.S. (ed.): An Atlas of Animal Anatomy for Artists, New York, Dover Publications, 1956.

Introdução

Este atlas para colorir foi produzido para aqueles que se interessam verdadeiramente por cães. Seu formato foi projetado para o proprietário de cães interessado em adquirir conhecimento básico sobre a anatomia canina e suas correlações funcionais, além de obter breves informações sobre algumas das doenças que acometem as regiões em estudo.

Criadores de cães, treinadores e juízes de exposições caninas, bem como estudantes de medicina veterinária, tecnologia médica veterinária, zoologia e biologia selvagem, irão perceber a utilidade do conteúdo desta obra que determina a representação básica de uma estrutura corpórea canina, a partir da qual referências mais detalhadas poderão ser incorporadas.

A aprendizagem ativa ocorre na medida em que as figuras relacionadas às estruturas anatômicas vão sendo coloridas, concomitantemente à observação de sua nomenclatura; ou ainda, ao se sublinhar os nomes no texto e colorir as regiões indicadas pelos números correspondentes. Símbolos-guia, tais como setas e linhas, também devem ser coloridos.

Mediante esse procedimento de colorir figuras, o tamanho, a forma e a posição dos órgãos, além de suas relações, tornam-se mais claros.

O cão, *Canis familiaris* (gênero e espécie), é um mamífero da ordem Carnivora, família Canidae. A denominação de canídeo para o cão baseou-se na nomenclatura da família (Canidae), portanto, o cão é um canídeo. O termo "canino", embora seja um adjetivo, é comumente usado de forma errônea como um substantivo para se designar um cão e essa palavra (cão) é usada tanto como substantivo quanto como adjetivo. O coiote e os vários lobos e chacais são canídeos selvagens no gênero *Canis*. Acredita-se que os cães sejam descendentes de várias subespécies de lobos em diversas partes do mundo. Os gêneros *Vulpes* (raposas) e *Dusicyon* (raposas da América do Sul) estão estreitamente relacionados com o gênero *Canis*. Cães selvagens africanos, *Lycaon pictus*, estão relacionados de forma mais distante com os canídeos.

A seguir são colocadas algumas das características físicas dos canídeos:

- Dentes caninos e pré-molares proeminentes para segurar e cortar pele e carne.
- Dentes carniceiros (cortantes).
- Trato digestório relativamente curto.
- Sacos anais revestidos por glândulas sebáceas.
- Sistema reprodutor produzindo várias crias por gestação.
- Coração, pulmões e apêndices musculares adaptados para correr e cavar.
- Unhas não retráteis.

Dentre as aproximadamente 400 raças de cães existentes no mundo (mais de 150 reconhecidas pelo American Kennel Club), há muitos tamanhos, formas e pelagens diferentes. O tamanho dos cães pode variar de 15cm a 1m de altura, e o peso de 1 até mais de 90kg, embora um cão com as proporções de um Mastiff ou de um Greyhound, de um Boston Terrier ou, ainda, de um Chihuahua apresente anatomia e fisiologia básicas muito semelhantes.

Neste atlas, você irá explorar a anatomia do cão e algumas das variações mais marcantes entre as diferentes raças.

Sobre os Autores

Robert A. Kainer, DVM, MS
Professor of Anatomy
College of Veterinary Medicine and Biomedical Sciences
Collorado State University, Fort Collins, Collorado

Após receber o título de DVM (Doutor em Medicina Veterinária) junto a Colorado A & M College, atualmente Colorado State University, em 1949, o Dr. Kainer passou uma temporada na University of Idaho e, em seguida, permaneceu por quatro anos na Washington State University, onde lecionou anatomia e graduou-se nas disciplinas de anatomia e patologia, sendo-lhe concedido o grau Master of Science em medicina veterinária no estado de Washington. Nos dois anos seguintes, lecionou na Oklahoma State University. Retornou ao Colorado em 1955, exercendo a veterinária clínica privada em Idaho Springs. Enquanto exercia a clínica, desempenhou o cargo de professor de ciências no Ensino Médio. Em 1961, atuou na faculdade de anatomia da Colorado State University. Entre as honrarias que recebeu durante seus 27 anos nesse estado, estão os prêmios Top Prof Award e Oliver Pennock Award por ensino e treinamento na Colorado State University; também lhe foi conferido o Norden Award, por se destacar no ensino no campo da medicina veterinária; e em 1986, a Colorado Veterinary Medical Association concedeu-lhe o prêmio Faculty of the Year Award. O Dr. Kainer contribuiu com sua habilidade na pesquisa colaborativa sobre os vários problemas médicos veterinários, o que resultou em aproximadamente 60 publicações. Seus interesses mais recentes sobre pesquisa concentram-se na biologia de determinados tumores do olho e da pele em bovinos e eqüinos, além do tratamento hipertérmico localizado para tumores do olho e da pele, e no caso de dermatofitoses nos animais domésticos. Dr. Kainer ensinou por um ano na Ross University, St. Kitts, West Indies.

Thomas O. McCracken, MS
Vice President for Product and Development
Visible Productions LLC
Forte Collins, Colorado

Sr. McCracken graduou-se na University of Michigan, em 1968, obtendo o título de bacharel em biologia. Nessa mesma instituição, recebeu o grau de mestre em ilustrações médicas, anatomia e fisiologia. Em 1975, o Sr. McCracken viajou para a Arábia Saudita onde ocupou o cargo de ilustrador médico chefe no King Faisal Specialist Hospital, em Riyadh. Ao retornar da Arábia, aceitou a função de Director of Biomedical Media na College Veterinary Medicine and Biomedical Sciences, na Colorado State University. Durante o período entre 1978 e 1985, ilustrou cinco dos principais livros-textos de medicina veterinária, além de aproximadamente 75 artigos científicos. Em 1985, foi indicado para o Department of Anatomy and Neurobiology e, em 1990, tornou-se o diretor do sexto programa autorizado de ilustrações médicas dos Estados Unidos. O Sr. McCracken saiu da CSU em 1994, empregando-se em uma empresa privada, assumindo, finalmente, a vice-presidência da Visible Productions. Com o passar dos anos, o Sr. McCracken ganhou vários prêmios de excelência da Association of Medical Illustrators, por suas ilustrações anatômicas e cirúrgicas. Em 1997, recebeu o prêmio Frank Netter Award por suas contribuições especiais à educação médica.

Como Usar Este Atlas para Colorir

Ao usar este atlas, você irá explorar o corpo do cão colorindo as figuras de seus diversos órgãos e lendo as curtas descrições que acompanham os desenhos. Ao colorir as ilustrações desse modo, uma experiência efetiva e divertida de aprendizado é revelada. De acordo com a atual tendência da nomenclatura das partes do corpo (nomenclatura anatômica), muitos nomes que estavam em latim foram traduzidos para a língua oficial do país.

Esquemas dos *órgãos* que formam os *sistemas* corpóreos do cão estão apresentados em pranchas. As páginas opostas às pranchas contêm instruções para legendar e colorir os desenhos. Conceitos essenciais de anatomia e fisiologia são explicados, e algumas doenças comuns ao local que está sendo abordado são discutidas. Termos importantes estão destacados no texto.

O atlas pode ser usado isoladamente ou para auxiliar na dissecação. Os desenhos em muitas das diversas pranchas representam espécimes dissecados. Na maioria das vezes, cada prancha é independente; assim, as pranchas não necessitam ser estudadas em seqüência. Você pode selecionar aquelas que deseja colorir primeiro ou revisar mais tarde.

Antes de começar, leia as seguintes instruções:

- Observe a prancha inteira na página da direita e depois leia as instruções para legendar e colorir contidas na página da esquerda. Os nomes das estruturas que deverão ser coloridas estão impressos em **negrito**, e estão precedidos por números ou letras que correspondem aos números ou letras que constam nas pranchas.
- Sublinhe as palavras em **negrito** na página da esquerda com cores diferentes e use as mesmas cores para colorir as estruturas indicadas, as setas e as linhas tracejadas nos desenhos. Também sublinhe ou *pinte* os termos das legendas das estruturas do desenho, colorindo as estruturas onde for apropriado.
- A escolha das cores é sua. Lápis coloridos ou canetas hidrográficas são recomendados. Os materiais sugeridos para a pintura incluem: lápis tipo *crayon*, marcadores laváveis, canetas coloridas, lápis colorido profissional ou similar. Cores muito escuras encobrem os detalhes, portanto use tons mais claros e teste as cores antes de usá-las.

Sumário

Superfície do Corpo

PRANCHA 1 Regiões do Corpo
PRANCHA 2 Termos Direcionais
PRANCHA 3 Planos Corpóreos
PRANCHA 4 Anatomia da Pele
PRANCHA 5 Funções da Pele
PRANCHA 6 Tipos de Pelagem

Órgãos do Movimento: Ossos, Articulações e Músculos

PRANCHA 7 Esqueleto
PRANCHA 8 Coluna Vertebral
PRANCHA 9 Costelas e Esterno
PRANCHA 10 Anatomia do Osso Longo
PRANCHA 11 Desenvolvimento Ósseo
PRANCHA 12 Ossos do Ombro, do Braço e do Antebraço
PRANCHA 13 Carpo, Metacarpo e Ossos dos Dedos
PRANCHA 14 Estrutura das Articulações
PRANCHA 15 Articulações do Membro Torácico
PRANCHA 16 Fáscia
PRANCHA 17 Músculos Superficiais
PRANCHA 18 Músculos Profundos
PRANCHA 19 Músculos Profundos do Ombro e do Braço
PRANCHA 20 Músculos do Antebraço e da Mão
PRANCHA 21 Nervos do Membro Torácico
PRANCHA 22 Vasos Sangüíneos do Membro Torácico
PRANCHA 23 Pé (Pata)
PRANCHA 24 Tipos de Pé (Pata)
PRANCHA 25 Ossos da Pelve
PRANCHA 26 Ossos da Coxa e da Perna
PRANCHA 27 Ossos do Tarso
PRANCHA 28 Articulações do Membro Pélvico
PRANCHA 29 Articulação do Quadril
PRANCHA 30 Articulação do Joelho
PRANCHA 31 Músculos do Membro Pélvico – Vistas Laterais
PRANCHA 32 Músculos do Membro Pélvico – Vistas Mediais
PRANCHA 33 Nervos do Membro Pélvico
PRANCHA 34 Vasos Sangüíneos do Membro Pélvico
PRANCHA 35 Músculos do Pescoço e do Dorso
PRANCHA 36 Cauda
PRANCHA 37 Conformação do Membro Torácico
PRANCHA 38 Conformação do Membro Pélvico

Cabeça

PRANCHA 39 Crânio e Ossos Associados
PRANCHA 40 Cavidades e Aberturas do Crânio
PRANCHA 41 Tipos de Crânio

XII Índice

PRANCHA 42	Olhos e Estruturas Oculares Acessórias
PRANCHA 43	Nariz
PRANCHA 44	Orelha
PRANCHA 45	Tipos de Orelha Externa
PRANCHA 46	Estruturas Laterais da Cabeça
PRANCHA 47	Estruturas Ventrais da Cabeça

Sistema Digestório

PRANCHA 48	Dentes
PRANCHA 49	Variações Dentárias
PRANCHA 50	Glândulas Salivares
PRANCHA 51	Cavidade Oral, Língua, Faringe e Esôfago
PRANCHA 52	Estruturas da Cavidade Abdominal
PRANCHA 53	Estômago e Intestino Delgado
PRANCHA 54	Fígado e Pâncreas
PRANCHA 55	Intestino Grosso, Ânus e Bolsa Para-anal

Cavidades Corpóreas e Membranas Serosas

PRANCHA 56	Cavidades Corpóreas e Membranas Serosas
PRANCHA 57	Posicionamento dos Órgãos Internos

Sistema Cardiovascular

PRANCHA 58	Principais Padrões Circulatórios
PRANCHA 59	Coração
PRANCHA 60	Vasos e Órgãos Relacionados na Cavidade Torácica
PRANCHA 61	Vasos da Cavidade Abdominal
PRANCHA 62	Vasos Superficiais da Cabeça e do Pescoço
PRANCHA 63	Pulso – Locais para Venipunção

Sistema Imune

PRANCHA 64	Medula Óssea, Timo e Baço
PRANCHA 65	Linfonodos e Vasos Linfáticos
PRANCHA 66	Tonsilas

Sistema Respiratório

PRANCHA 67	Cavidade Nasal e Nasofaringe
PRANCHA 68	Laringe
PRANCHA 69	Traquéia e Pulmões

Sistema Urinário

PRANCHA 70	Rins, Ureteres, Bexiga e Uretra

Sistema Reprodutor da Fêmea

PRANCHA 71	Vulva e Vagina
PRANCHA 72	Útero, Tubas Uterinas e Ovários
PRANCHA 73	Membranas Fetais – Placenta
PRANCHA 74	Parição
PRANCHA 75	Glândulas Mamárias

Sistema Reprodutor do Macho

PRANCHA 76 Órgãos Genitais
PRANCHA 77 Próstata e Pênis
PRANCHA 78 Deiscência do Testículo

Sistema Nervoso

PRANCHA 79 Cérebro
PRANCHA 80 Nervos Cranianos
PRANCHA 81 Medula Espinal e Nervos Espinais
PRANCHA 82 Sistema Nervoso Autônomo
PRANCHA 83 Meninges e Líquido Cerebroespinal

Sistema Endócrino

PRANCHA 84 Localização dos Principais Órgãos Endócrinos

Índice Remissivo

Superfície do Corpo

Regiões do Corpo

PRANCHA 1

Sublinhe os nomes das regiões do corpo em cores diferentes e, em cores iguais, preencha as regiões indicadas no desenho. Você provavelmente utilizará sua combinação de cores três a quatro vezes.

1. Parte externa da orelha
2. Garganta
3. Comissuras dos lábios
4. Beiço
5. Nariz
6. Focinho
7. Dorso da face
8. "Stop"
9. Topo da cabeça
10. Região occipital
11. Extremidade dorsal do pescoço (crista cervical)
12. Pescoço
13. Cernelha

14. Ombro
15. Ponta do ombro (articulação do ombro)
16. Peito
17. Braço
18. Cotovelo
19. Antebraço
20. Carpo (pulso)
21. Metacarpos (quartela)
22. Dedos (1º, 2º, 3º, 4º, e 5º da pata dianteira)
23. Dorso
24. Tórax
25. Lombo

26. Abdome (ventre)
27. Flanco
28. Ponta do coxal
29. Sacro (garupa)
30. Inserção da cauda
31. Glúteo
32. Coxa
33. Joelho
34. Perna
35. Tarso (jarrete)
36. Metatarso (quartela)
37. Esporão

A região chamada *manus* (latim de mão) inclui o carpo, o metacarpo e as falanges.

A região chamada *pes* (latim de pé) inclui o tarso, o metatarso e as falanges.

O **esporão** é a presença variável do primeiro dedo no membro pélvico. O termo é também usado para denominar o primeiro dedo do membro torácico (sempre presente, mas reduzido).

O tronco inclui todas as regiões do corpo exceto a cabeça e os membros.

978-85-7241-729-7

Regiões do Corpo **Prancha 1**

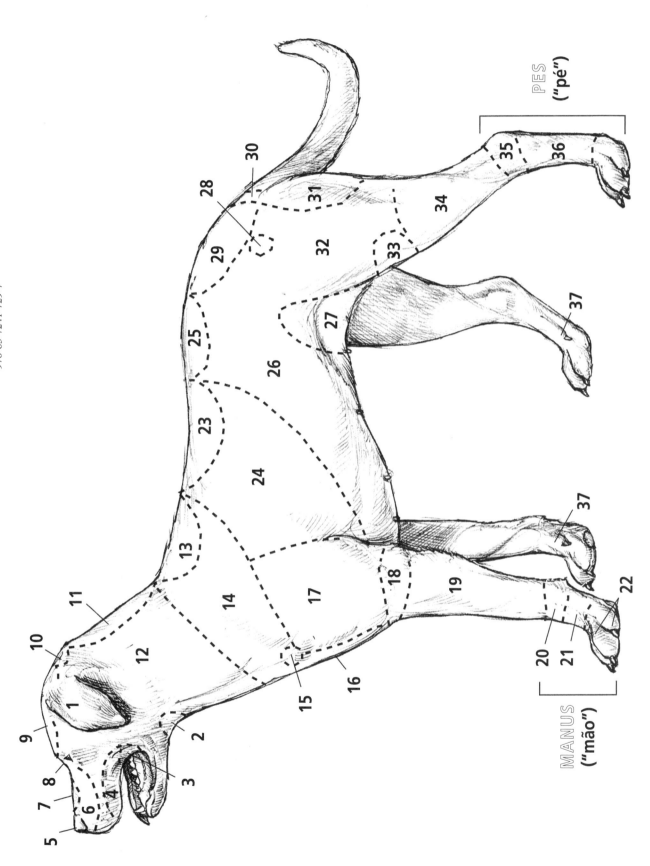

Termos Direcionais

PRANCHA 2

Os termos direcionais (nomes) são expressões que descrevem a localização das partes do corpo relacionadas às mudanças funcionais no posicionamento, e definem a extensão das lesões (regiões enfermas). Pinte as palavras, setas e linhas tracejadas em cores semelhantes.

Dorsal (A para B) e **ventral** (C para D) são termos opostos que indicam a relativa localização de partes em direção ao dorso (do latim, *dorsum*) ou ao ventre (do latim, *venter*).

Sobre o carpo (punho) e acima do tarso (jarrete), desde o ventre até o dorso, uma estrutura localizada próxima ao crânio (plano tangente ao focinho) é **cranial** a outra estrutura. Já uma estrutura localizada mais próxima à cauda (do latim, *cauda*) é **caudal** em relação à outra.

Na cabeça, note a linha tracejada de A a E. Aqui, o termo **rostral** é usado para indicar a localização de uma parte que está mais próxima à região do nariz (rostro, do latim *rostrum*). Nesse caso, o termo caudal permanece.

Proximal indica uma localização em direção à inserção terminal de um membro, ou seja, mais próxima ao tronco do corpo. O termo proximal também é usado para indicar a parte do canal alimentar localizada na região próxima à boca; nesse caso, pode ser utilizada ainda a expressão **oral**. **Distal** indica uma localização próxima à terminação livre do membro, ou seja, mais afastada do tronco. O termo distal também é usado para indicar uma parte do canal alimentar em posição distante da boca, sendo, nesse caso, o termo **aboral** um sinônimo (*ab-* = afastado).

Os termos **dorsal** e **palmar** substituem os termos cranial e caudal, respectivamente, para a região do carpo e a região oposta a ele. Da mesma forma, na altura do tarso e em sua região oposta os termos **dorsal** e **plantar** substituem os termos cranial e caudal, respectivamente.

Em relação às estruturas do olho e da orelha, é utilizada a nomenclatura humana. Anterior substitui rostral; posterior substitui caudal. Na cabeça, superior significa dorsal ou acima, e inferior significa ventral ou abaixo; por exemplo, pálpebra superior significa a pálpebra de cima.

978-85-7241-729-7

Termos Direcionais **Prancha 2**

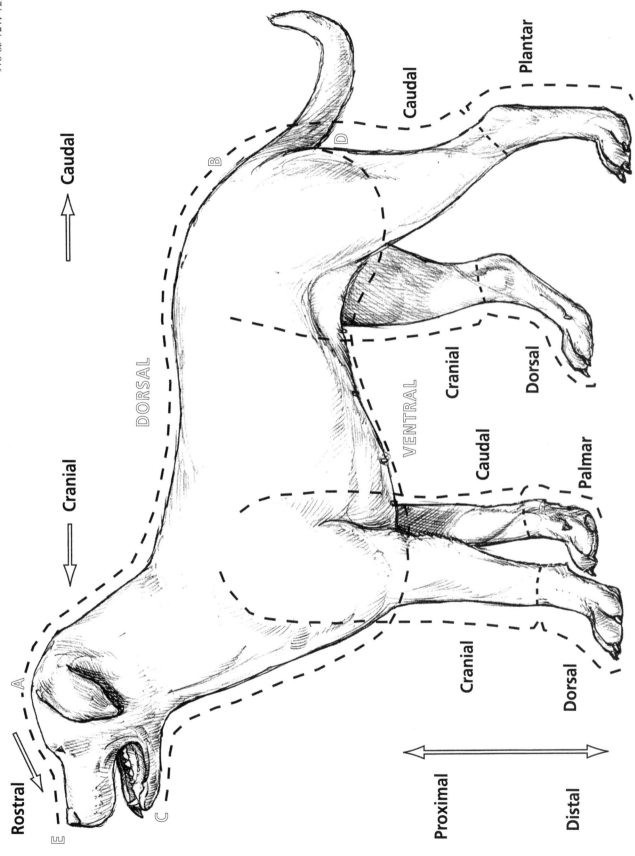

Superfície do Corpo

Planos Corpóreos

PRANCHA 3

Planos corpóreos são formados por dois pontos quaisquer que possam ser conectados por uma linha reta.

Preencha as palavras, setas e linhas tracejadas com cores diferentes. Pinte levemente os quatro planos do corpo.

Figura 1 – O **plano mediano** (do latim, *medianus* = no meio), indicado pelas linhas tracejadas entre as letras **m**, divide o corpo do cão em antímeros direito e esquerdo. Um **plano sagital** (do latim, *sagitta* = seta), indicado pela linha tracejada entre as letras **s**, é qualquer plano paralelo ao plano mediano.

Figura 2 – O **plano mediano** está indicado pela linha tracejada. **Medial** e **lateral** (do latim, *latus* = lado) são termos direcionais relacionados ao plano mediano. Estruturas mediais estão localizadas mais próximas ao plano mediano. Estruturas laterais estão localizadas mais afastadas do plano mediano, ou seja, em direção ao flanco ou lado.

Figura 3 – Um **plano transverso**, indicado pela linha tracejada entre as letras **t**, passa através da cabeça, do tronco ou do membro, perpendicularmente ao eixo longo dessas estruturas. Um **plano dorsal** (**plano frontal**), indicado pela linha tracejada entre as letras **d**, passa através de parte do corpo, paralelamente à sua superfície dorsal.

Planos Corpóreos **Prancha 3**

Figura 1 –

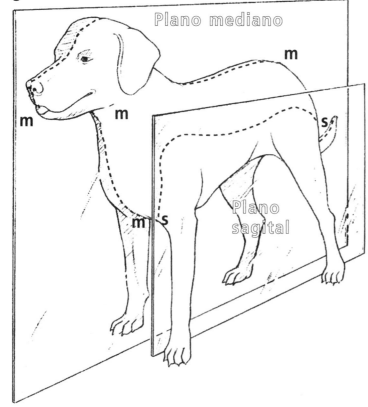

Figura 2 –

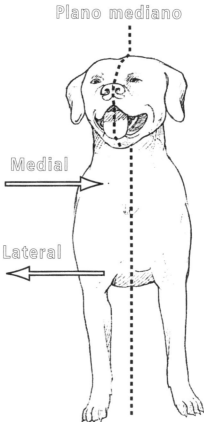

Figura 3 –

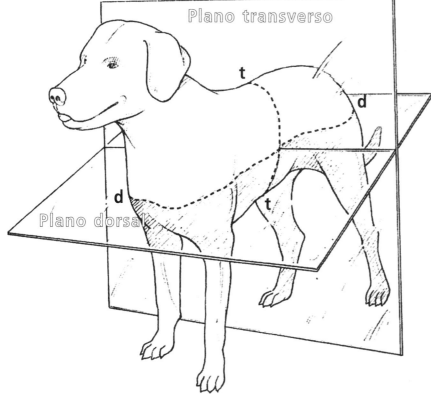

Superfície do Corpo

Anatomia da Pele

PRANCHA 4

Figura 1 – Vista microscópica (em pequeno aumento) de um fragmento de pele proveniente da região do flanco.

Usando cores diferentes, pinte os nomes e as estruturas indicadas.

A pele é formada pela **epiderme** e pela **derme**, essa última entremeando-se com a **hipoderme** (**tecido subcutâneo**) a qual fixa a derme às estruturas que ficam abaixo dela, e protege a pele de pressões excessivas.

A **epiderme** é um epitélio estratificado escamoso, um tecido com muitas células superficiais descamadas, achatadas e cornificadas. Esse tecido continua até a derme, formando folículos pilosos que contêm a raiz do pêlo. A **matriz do bulbo capilar** no final de cada folículo está em contato com uma **papila dermal** densamente irrigada, que serve como uma fonte de nutrição. As células da matriz do bulbo capilar se multiplicam para formar o pêlo. A pele do cão possui **folículos compostos**, que consistem em um **folículo primário** o qual produz um grande **pêlo de proteção**, e numerosos **folículos secundários** menores, que produzem os finos **pêlos lanosos** (**velos**) do subpêlo. Ambos os tipos de pêlo emergem na superfície pelo mesmo poro. A superfície externa do pêlo é formada por células corneificadas descamadas. As camadas mais profundas da epiderme e da matriz do bulbo piloso produzem pigmento. Faça pontos com um lápis preto para indicar as **células pigmentares**.

A **derme** é um tecido conjuntivo denso e fibroso (colagenoso), e a **hipoderme** é um tecido conjuntivo frouxo, que contém um conjunto de células adiposas (tecido adiposo). Ambos os tecidos contêm vasos sangüíneos, nervos, leucócitos e outras células do sistema imune.

Dois tipos de glândulas preenchem ou desembocam nos folículos pilosos. Células produzidas por **glândulas sebáceas** se rompem para formar a secreção oleosa, ou sebo. **Glândulas sudoríparas** (**apócrinas**) tubulosas enoveladas secretam um suor seco e espesso. O suor e o sebo saem através do pêlo. Uma glândula caudal de forma oval a alongada, localizada no dorso da cauda, contém grandes glândulas sebáceas e sudoríparas. Pêlos isolados dispostos nesse local são grossos e rígidos. Não há glândulas na pele nasal. A umidade surge de glândulas localizadas na cavidade nasal.

Os **nervos sensoriais** trazem sensações de pressão, tensão, dor, prurido, calor e frio das terminações nervosas da derme. Os **nervos motores** (do sistema nervoso simpático) estimulam as glândulas apócrinas a secretar o suor, e as células musculares lisas do **músculo eretor do pêlo** a contrair. Contrações desses músculos elevam o pêlo e espremem as glândulas sebáceas. Os **vasos sangüíneos** se ramificam e se juntam para formar três redes na hipoderme e na derme. Redes de capilares linfáticos se originam envolta dos folículos e das glândulas cutâneas.

Figura 2 – Vista microscópica do pêlo tátil do focinho.

Um **pêlo tátil** muito sensível, como o pêlo grosso e escuro presente no focinho ou em cima dos olhos, é um pêlo simples cujo folículo é envolto por uma bainha de tecido conjuntivo a qual contém **sinusóides venosos** repletos de sangue. As terminações dos numerosos **nervos sensoriais** na bainha de tecido conjuntivo detectam movimentos sutis do pêlo tátil, amplificados pela pressão hidráulica do sangue nos sinusóides.

Figura 3 – Vista microscópica da pele nua (pele glabra) do coxim.

As **glândulas merócrinas** tubulares, presentes no tecido adiposo do coxim digital, produzem uma secreção serosa (aquosa) que passa através da espessa epiderme da pele dessa região, a qual não contém pêlos.

Anatomia da Pele **Prancha 4**

Figura 1 –

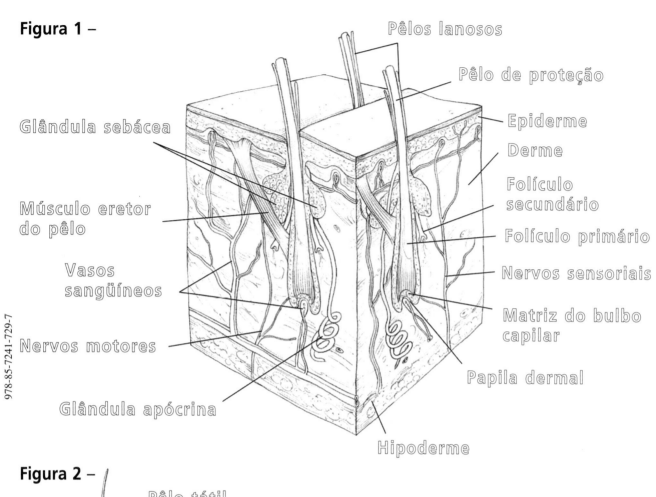

Figura 2 –

Figura 3 –

Coxim

Superfície do Corpo

Funções da Pele

PRANCHA 5

A pele é o maior órgão do corpo – 11 a 25% do peso corpóreo –, sendo maior em filhotes. Como um órgão sensorial, suas terminações nervosas fornecem informações de pressão, tensão, dor, prurido e temperatura ao sistema nervoso central. Pinte os nomes e as estruturas indicadas.

Figura 1 – Corte de pele canina em maior aumento.
Os queratinócitos (células da epiderme) se multiplicam na **camada basal** do tecido. Eles mudam sua forma, tornando-se corneificados, e descamam na medida em que se dirigem para a **camada corneificada (estrato córneo)**, onde morrem. Esse processo leva aproximadamente três semanas. As células mortas descamadas e corneificadas se mantêm nas camadas do estrato córneo por mais três semanas, antes de serem esfoliadas. Milhões de células superficiais são eliminadas a cada dia. Em contato com o ambiente, a pele serve como uma barreira para a invasão de seres vivos (vírus, bactérias e parasitas maiores) e agentes químicos e físicos. A proteção é garantida pela superfície de células mortas cornificadas da epiderme, pelos leucócitos e outras células do sistema imune na derme. A resistência à água se dá pelas células superficiais da epiderme, pela densidade do subpêlo e pelo óleo seboso produzido pelas glândulas sebáceas.
A pele é flexível, o que promove proteção às estruturas inferiores, e a hipoderme deixa a pele deslizar sobre essas estruturas. Esse arranjo permite que a pele seja balançada de um lado para outro e recue (assim como uma água agitada) sem que o cão perca o equilíbrio. Quando um cão está desidratado, a pele não volta rapidamente quando é puxada e solta.
A regulação da temperatura é auxiliada pela pele. Vasos sangüíneos na derme e na hipoderme se contraem para reduzir o volume de sangue próximo à superfície, conservando, desse modo, o calor do corpo. Em um ambiente quente, os vasos sangüíneos se expandem, trazendo mais sangue para perto da superfície para que haja perda de calor. As glândulas apócrinas tubulares (sudoríparas) do cão produzem apenas uma secreção grossa e escassa, que não molha a pele como o suor dos cavalos e das pessoas. Em cães, o resfriamento do corpo é ajudado pelo ato de ofegar. Com a boca aberta, o ar, circulando para trás e para frente, sobre a língua, tende a resfriar o sangue dos vasos superficiais. O controle da pressão sangüínea é feito por meio da contração e da dilatação dos vasos sangüíneos da derme e da hipoderme.

Figura 2 – Ciclo do pêlo.
A produção de pêlo é uma tarefa conjunta entre a **papila dermal** e a **matriz do bulbo capilar**. O ciclo do pêlo inclui uma fase de crescimento ativo (**anágeno**) seguida por uma fase em que a matriz do bulbo capilar involui e se desprende de seu suprimento sangüíneo na papila dermal (**catágeno**). Então, há uma fase quiescente e longa (**telógeno**). O pêlo (agora um **pêlo maduro**) se separa da matriz do bulbo capilar, mas permanece no folículo. A matriz do bulbo capilar posteriormente se torna ativa, entra em contato com a papila dermal e começa a produzir um novo pêlo. O novo pêlo em crescimento empurra o pêlo maduro, o qual se desprende. Pêlos são perdidos periodicamente, principalmente na primavera, mas em certas raças a troca pode ocorrer ao longo do ano.
Doenças como o hipotireoidismo (diminuição da produção dos hormônios da tireóide) e a síndrome de Cushing (aumento na produção dos hormônios do córtex adrenal) podem causar problemas de pele. Alopecia (perda de pêlos), enrugamento e vermelhidão da pele e dermatite generalizada provocada por parasitas são acompanhados por prurido (coceira) e várias outras manifestações sistêmicas da doença.

Funções da Pele   **Prancha 5**

Figura 1 –

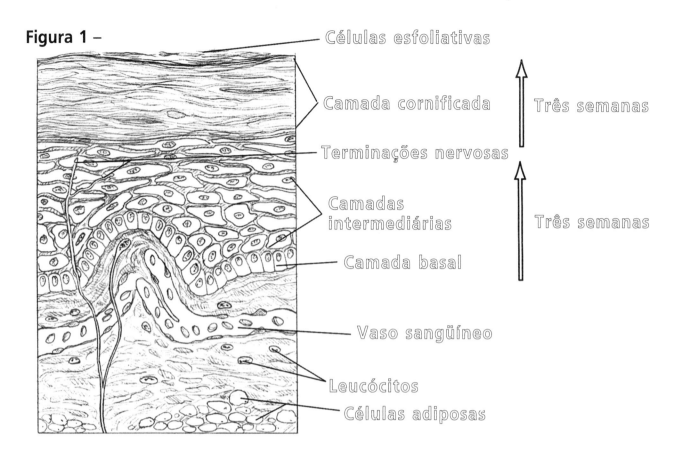

Figura 2 –

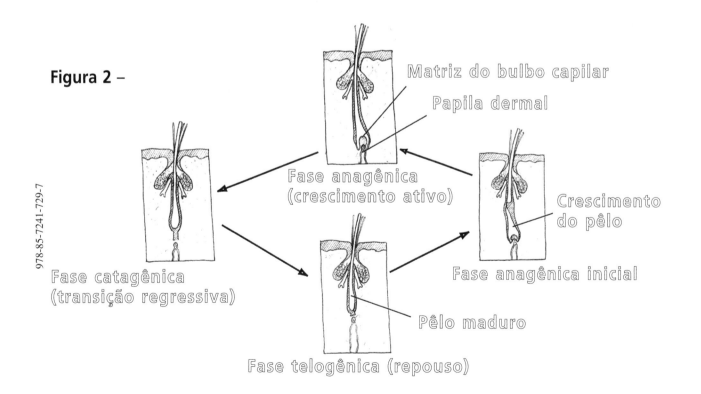

Superfície do Corpo

Tipos de Pelagem

PRANCHA 6

Os pêlos do cão variam de pelagens com pêlos retos ou eriçados a pêlos macios e ondulados do subpêlo; há também os pêlos mais lanosos (velos) dos filhotes. Os pêlos velosos dos filhotes são os únicos pêlos das primeiras semanas de vida. Depois emerge a pelagem propriamente dita.

Cães adultos da maioria das raças possuem uma **pelagem dupla**. A pelagem de proteção forma uma **cobertura** externa e protetora; pêlos lanosos formam o **subpêlo**. O subpêlo suporta a pelagem formando uma barreira isolante à prova d'água. A pelagem mais longa origina os pêlos em forma de <u>penas</u> (ou tufos de pêlos) dos membros, as <u>plumas</u> de pêlos das caudas, e um colar de pêlos ao redor do pescoço em certas raças.

Uma **pelagem dupla** típica é encontrada no Husky Siberiano, no Pastor Alemão, em várias raças *terrier* e na maioria dos cães mestiços.
Variações da pelagem dupla incluem:

- A **pelagem em forma de corda**, de cães como o Komondor e o Puli.
- O **pêlo longo** do Poodle. Ao contrário da convicção popular de que os Poodles têm uma pelagem simples, essa raça possui uma pelagem dupla e pêlos caídos. A espessa pelagem do Poodle forma grossos e embaraçados cordões, se os pêlos não forem penteados e aparados durante seu crescimento.
- A **pelagem quebradiça**, **ouriçada**, **com aparência de arame** e subpêlos macios do Wire Fox Terrier. Os pêlos dessa raça são geralmente raspados.
- A **pelagem média** dos Spaniels e Setters apresenta pêlos ondulados sobre os subpêlos.
- A **pelagem cacheada** de alguns cães de esporte (Curly-coated Retriver, Irish Water Spaniel) é um aglomerado de pêlos encaracolados.

A **pelagem simples** é desprovida de subpêlos. Os pêlos uniformes podem ser curtos como o dos Pointers e dos Italian Greyhounds, ou compridos como os das raças *toy* Papilon e Maltês.

A pele de um cão sem pêlos contém poucos pêlos atrofiados. Enormes pêlos aparecem na cabeça, na cauda, nas mãos e nos pés. A pele desses cães contém glândulas sudoríparas ativas e bem desenvolvidas.

Tipos de Pelagem **Prancha 6**

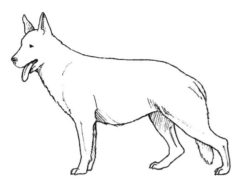
Pelagem dupla

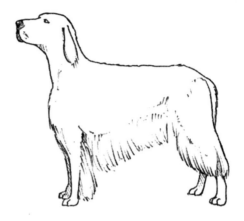
Pelagem média

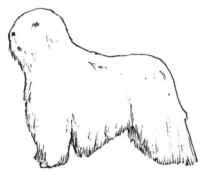
Pelagem em forma de corda

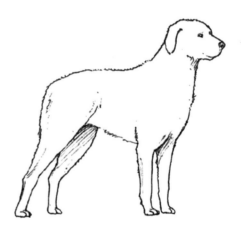
Pelagem cacheada

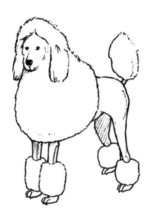
Pelagem longa

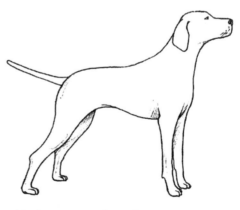
Pelagem simples

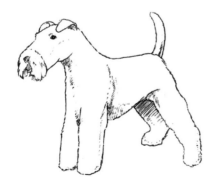
Pelagem quebradiça

Órgãos do Movimento:
Ossos, Articulações e Músculos

Esqueleto

PRANCHA 7

Há aproximadamente 320 ossos no corpo do cão, incluindo três <u>ossículos</u> (pequenos ossos) em cada osso temporal do crânio. A minúscula clavícula está localizada no tendão clavicular do músculo braquicefálico.

Sublinhe o nome de cada osso com cores diferentes e use as mesmas cores para pintar o osso legendado.

Esqueleto axial
 1. **Crânio**
 2. **Mandíbula**
 3. **Aparelho hióide**
 4. **Coluna vertebral**
 5. **Costelas**
 6. **Cartilagem costal**
 7. **Esterno**
30. **Osso peniano (*baculum*)**

Esqueleto apendicular
 8. **Clavícula**
 9. **Escápula**
10. **Úmero**
11. **Rádio**
12. **Ulna**

Membro torácico
13. **Ossos do carpo (7)**
14. **Ossos do metacarpo (5)**
15. **Ossos sesamóides palmares (9)**
16. **Falanges proximais (5)**
17. **Falanges médias (4)**
18. **Ossos sesamóides dorsais (4)**
19. **Falanges distais (5)**

Membro pélvico
20. **Ilíaco** } Fundidos formam
21. **Púbis** } o osso do quadril
22. **Ísquio** } (osso coxal)
23. **Fêmur**
24. **Patela**
25. **Fabelas (3)**
26. **Tíbia**
27. **Fíbula**
28. **Ossos do tarso (7)**
29. **Ossos do metatarso (5)**

Os ossos dos dedos do membro pélvico recebem denominação igual a do membro torácico.
O primeiro dedo (esporão) raramente está presente.

978-85-7241-729-7

Esqueleto **Prancha 7**

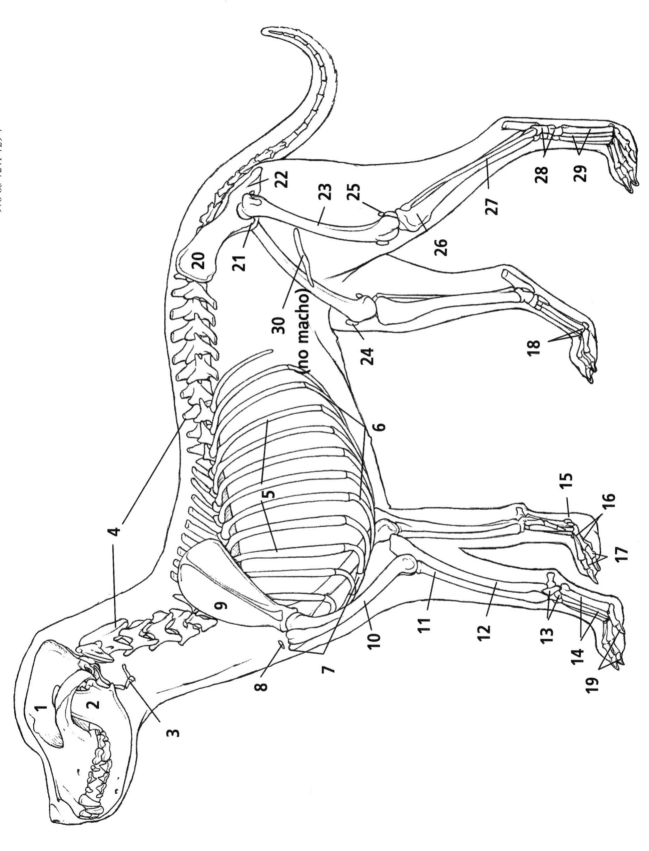

Órgãos do Movimento: Ossos, Articulações e Músculos

Coluna Vertebral

PRANCHA 8

Figura 1 – Regiões da coluna vertebral (espinal).
Pinte as regiões vertebrais e o número da vértebra em cada região:
7 cervicais, **13 torácicas**, **7 lombares**, **3 sacrais** (fundidas por volta de 1,5 ano para formar o **sacro**) e **20** (mais ou menos) **vértebras caudais** (**coccígeas**).
Depois da grande variação no número de vértebras caudais, a mais comum é a ocorrência de seis vértebras lombares.
A <u>fórmula</u> <u>vertebral</u> do cão é escrita C_7 T_{13} L_7 S_3 Ca_{20}.

Figura 2 – Vértebras são ossos irregulares de formas variadas.
Identifique e pinte as partes das vértebras das diferentes regiões:

1. **Processo transverso** (**asas** no atlas e no sacro)
2. **Processo odontóide do áxis** (fixado pelo ligamento transverso do atlas)
3. **Forame transversário** (em todas as vértebras cervicais exceto a sétima)
4. **Forame vertebral lateral**
5. **Forame vertebral** (os forames vertebrais combinados formam o canal vertebral que alberga e protege a medula espinal e suas meninges)
6. **Corpo**
7. **Arco**
8. **Processo(s) espinoso(s)**
9. **Processos articulares**
10. **Superfície articular esquerda do sacro** (articula-se com o ílio)
11. **Discos intervertebrais**

Exceto as articulações do atlas com o crânio (articulação atlantooccipital) e com o áxis (articulação atlantoaxial – um ponto eixo), os corpos das vértebras estão unidos pelos **discos intervertebrais** de fibrocartilagem. Esses discos são relativamente grossos no cão, representando um sexto do comprimento da coluna vertebral. Os movimentos das articulações vertebrais (exceto a articulação atlantoaxial) são flexões dorsais, ventrais e laterais. Há também rotação limitada.

Os nervos espinais passam através do forame formado entre os arcos de vértebras adjacentes ou através dos forames vertebrais laterais em arcos. Em cada lado, uma <u>artéria</u> <u>vertebral</u> corre através do forame localizado nos processos transversos das vértebras cervicais, da primeira (atlas) até a sexta, e através do forame vertebral lateral do atlas, a fim de contribuir com o suprimento de sangue para o cérebro.

Coluna Vertebral **Prancha 8**

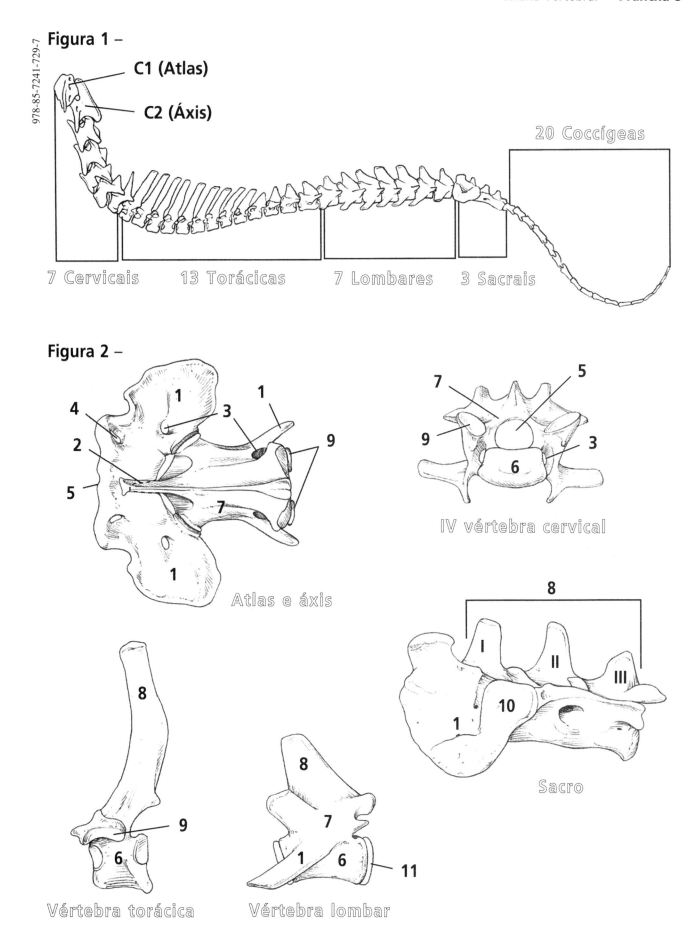

Órgãos do Movimento: Ossos, Articulações e Músculos

Costelas e Esterno

PRANCHA 9

O cão possui 13 pares (raramente 12 ou 14 pares) de **costelas** (do latim, *costa* = costela). Cada costela é formada por uma parte de osso ligada a uma **cartilagem costal** na **junção costocondral** (do grego, *chondros* = cartilagem). As cartilagens costais dos primeiros nove pares de costelas articulam-se com o **esterno** na **junção condroesternal**; os últimos quatro pares de costela são <u>costelas</u> <u>asternais</u> (falsas). Como as cartilagens do **13º par de costelas** não se ligam às cartilagens costais adjacentes, elas são chamadas de <u>costelas</u> <u>flutuantes</u>. A fusão das cartilagens costais forma o **arco costal**. A maioria dos ossos da costela, o **arco costal** e o esterno podem ser <u>palpados</u> (sentidos) do exterior.

Figura 1 – Vista lateral das costelas, do esterno e das vértebras.
A **cabeça** de cada costela, 1 a 10 ou 11, articula-se com os corpos das vértebras adjacentes e com o disco intervertebral localizado entre elas. A cabeça da **primeira costela** articula-se com os corpos da **7ª vértebra cervical (C7)** e da **1ª vértebra torácica (T1)**. As costelas 11 ou 12 até 13 articulam-se com a vértebra torácica de mesmo número. O **tubérculo** nas costelas de 1 a 10 ou 11 se articulam com o processo transverso da vértebra torácica de mesmo número. Nas costelas caudais da série, o **colo** da **costela** se torna mais curto na medida em que o tubérculo se aproxima da cabeça e eventualmente se funde com ela.

Figura 2 – Vista ventral das costelas e do esterno.
O **esterno** é formado por oito **estérnebras** ósseas alongadas e unidas por **cartilagens intercalares**. A primeira estérnebra é chamada de manúbrio; a oitava estérnebra, **processo xifóide**. Uma lâmina lisa e fina, a **cartilagem xifóide**, estende-se caudalmente a partir do processo xifóide.

Costelas e Esterno **Prancha 9**

Figura 1 –

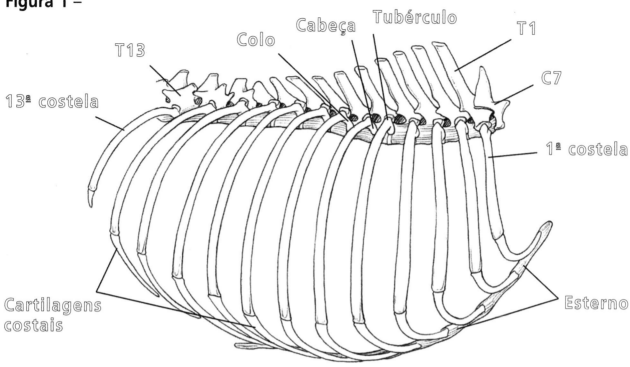

Figura 2 –

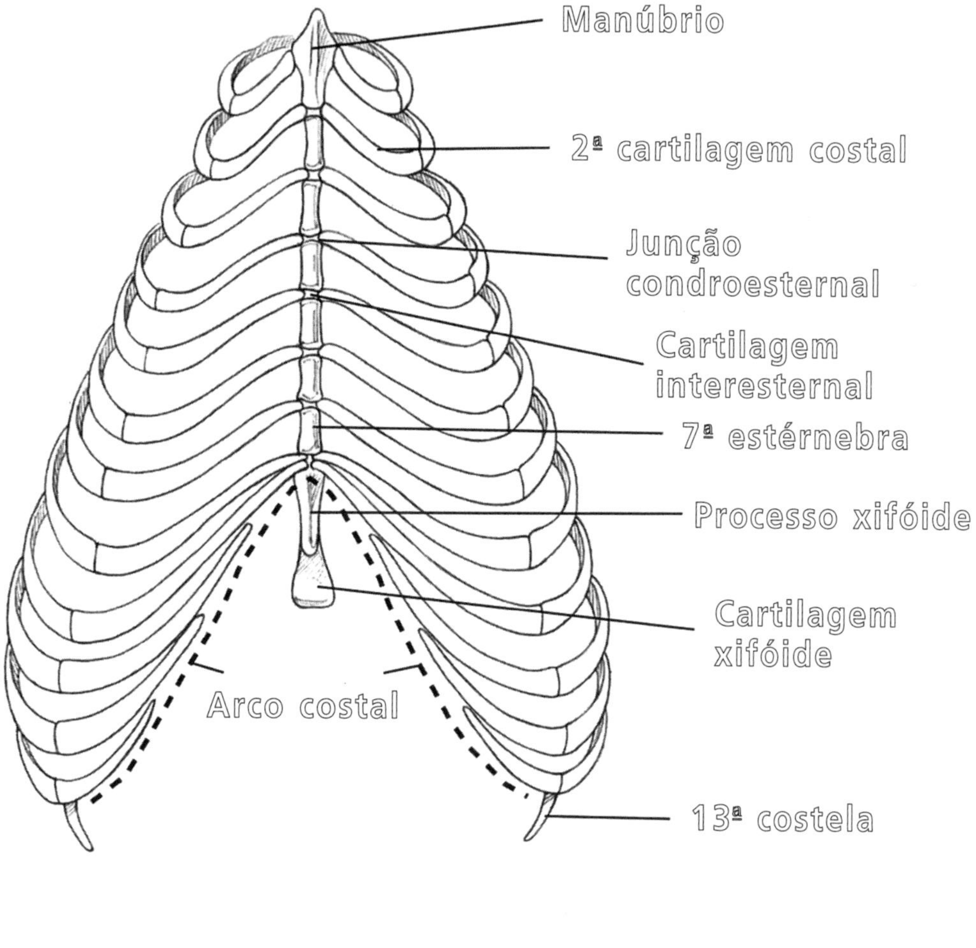

Órgãos do Movimento: Ossos, Articulações e Músculos

Anatomia do Osso Longo

PRANCHA 10

Secção longitudinal de um úmero canino maduro.
Pinte os nomes e as regiões indicadas no desenho. Sugestão de pintura a seguir.

1. **Diáfise (corpo)** – A seta indica a extensão. Pinte a seta.

2. **Epífise (extremidade)** – A seta indica uma epífise na extremidade proximal e outra na extremidade distal do osso. Pinte as setas.

3. **Linha epifisária** – Cada linha epifisária de crescimento é a região de substituição da cartilagem pelo tecido ósseo (ver Prancha 11).

4. **Periósteo** – Essa é a membrana vascularizada e ativa que recobre o osso (*linha tracejada*), exceto sobre as extremidades que são recobertas pela cartilagem articular. Pinte o periósteo e o endósteo (número 9) de preto.

5. **Cartilagem articular** – A cartilagem hialina (transparente) lisa recobre a extremidade de um osso na região em que ele se encontra com outro osso na articulação. Pinte a cartilagem de azul.

6. **Osso esponjoso** – Trabéculas ósseas (pequenas traves) protegem o osso contra estresses. A medula óssea vermelha (fonte da maioria das células sangüíneas) ocupa os espaços entre as trabéculas. Pinte de vermelho a medula óssea vermelha.

7. **Osso compacto** – Esse tecido é formado por osteócitos cilíndricos densamente comprimidos localizados na matriz óssea, que contém canais para os vasos sangüíneos. Pinte o osso compacto de marrom.

8. **Cavidade medular** – A medula óssea amarela, constituída principalmente por gordura, substitui a medula óssea vermelha na cavidade medular. Pinte de amarelo a medula óssea amarela.

9. **Endósteo** – O osso é recoberto por essa membrana que reveste a cavidade medular.

10. **Artéria nutrícia** – O sangue que nutre o osso chega ao órgão por meio de vasos no periósteo e da artéria nutrícia que carrega sangue para o endósteo. Pinte a artéria nutrícia de vermelho.

Anatomia do Osso Longo Prancha 10

Osso longo (úmero)

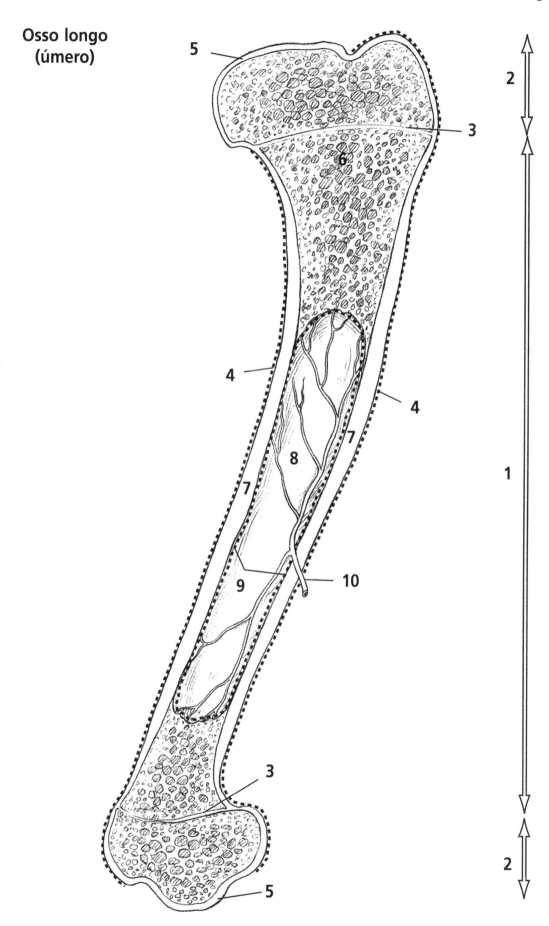

Desenvolvimento Ósseo

PRANCHA 11

A maioria dos ossos se desenvolve a partir de um molde de cartilagem (ossificação endocondral) no <u>feto</u> (antes do nascimento). Alguns ossos do crânio se desenvolvem em membranas de tecido conjuntivo colagenoso (ossificação intramembranosa); já em outros ossos, ambos os tipos de formação podem ocorrer.

Os vasos sangüíneos e as células formadoras do osso (osteoblastos) do **periósteo** em desenvolvimento invadem o **molde cartilaginoso** a fim de estabelecer um **centro primário de ossificação**. As células formadoras do osso permanecem temporariamente sobre a cartilagem calcificada. Uma remodelação intensa acontece por meio da atividade das células destruidoras do osso (osteoclastos) e dos osteoblastos, ao passo que o molde cartilaginoso é substituído por tecido ósseo. Uma **cavidade medular** é escavada. O osso compacto externamente e o osso esponjoso são finalmente formados.

Centros secundários de ossificação são formados por cada **epífise** de um osso longo. A cartilagem entre os centros primários e secundários, a **linha de crescimento (fise)**, continua a crescer e é substituída por tecido ósseo durante a fase de desenvolvimento do cão, levando ao crescimento do comprimento do osso. O crescimento periférico acontece por meio das células formadoras do osso no periósteo, exceto nos locais em que a **cartilagem articular** se encontra, e no endósteo.

Nos diagramas seguintes, são sugeridas as cores azul para a cartilagem, marrom-claro para o osso e vermelho para os vasos sangüíneos.

Figura 1 – Molde cartilaginoso de um osso longo com um centro de ossificação primário.

Figura 2 – Centros secundários de ossificação nas duas epífises de um osso longo em desenvolvimento.

Figura 3 – Osso longo em desenvolvimento após o nascimento, com linhas de crescimento ativas.

<u>Acondroplasia</u> é um defeito genético (herdado) que limita o crescimento da cartilagem. Um crescimento restrito da cartilagem resulta em uma forma de <u>nanismo</u>, primeiramente envolvendo os ossos longos dos membros de cães jovens em crescimento. Vale lembrar que o crescimento do osso longo depende da conversão em osso da linha de crescimento em proliferação. Ao passo que a cabeça e o tronco se desenvolvem normalmente, os membros são curtos, atrofiados e em geral curvados. Os ossos dos membros, no entanto, são tão fortes quanto ossos normais. Esse é o padrão de conformação dos Dachshunds, Basset Hounds e Bulldogues Ingleses.

A acondroplasia também pode ocorrer no esqueleto axial, podendo ser observada na inserção da cauda do Boston Terrier, e no encurtamento extremo da cabeça nessa mesma raça, no Pequinês e no Bulldogue Inglês. A prognatismo e o braquignatismo são provocados pelo desenvolvimento intramembranoso anormal das mandíbulas superior e inferior.

978-85-7241-729-7

Desenvolvimento Ósseo **Prancha 11**

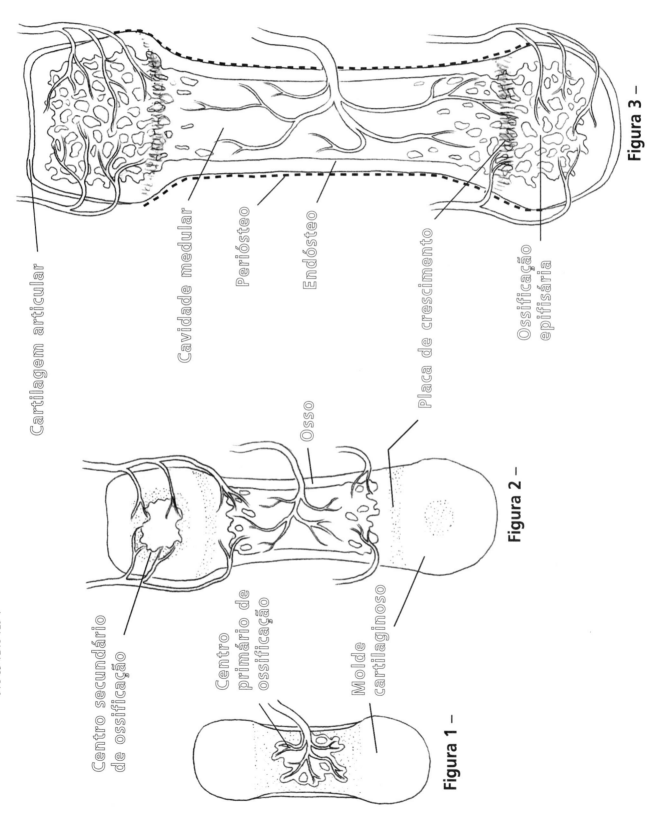

Figura 1 –
Figura 2 –
Figura 3 –

Órgãos do Movimento: Ossos, Articulações e Músculos

Ossos do Ombro, do Braço e do Antebraço

PRANCHA 12

Figura 1 – Vistas medial e lateral da escápula, do úmero, do rádio e da ulna esquerdos.

Sublinhe os nomes e pinte as partes dos ossos de cores diferentes.

1. Fossa supra-espinal
2. Espinha da escápula
3. Acrômio
4. Fossa infra-espinal
5. Tubérculo supraglenóide
6. Processo coracóide
7. Face serrata
8. Fossa subescapular
9. Cavidade glenóide
10. Tubérculo maior
11. Sulco intertubercular
12. Tubérculo menor
13. Cabeça do úmero
14. Tuberosidade deltóide
15. Sulco do músculo braquial
16. Tuberosidade do redondo maior

17. Epicôndilo lateral
18. Capítulo do úmero
19. Tróclea do úmero
20. Forame supratroclear
21. Fossa do olécrano
22. Epicôndilo medial
23. Circunferência articular
24. Colo do rádio
25. Tuberosidade do rádio
26. Tubérculo do olécrano
27. Processo coronóide – projeção lateral
28. Processo coronóide – projeção medial
29. Face articular para o carpo
30. Processo estilóide – ulna
31. Processo estilóide – rádio

Figura 2 – Esqueleto de um Dachshund.

Os ossos pequenos, deformados, porém fortes, dos membros de um Dachshund são resultado de uma acondroplasia hereditária, um distúrbio congênito no crescimento e na maturação da cartilagem epifisária, que provoca uma inadequada formação endocondral do osso. A falta de um suporte suficiente do membro para o tronco longo e pesado dessa raça e processos degenerativos nos centros dos discos intervertebrais levam à protusão dos discos ("discos deslocados"), em particular na região lombar. Discos herniados realizam pressão sobre as raízes dos nervos espinais.

Ossos do Ombro, do Braço e do Antebraço   **Prancha 12**

Figura 1 –

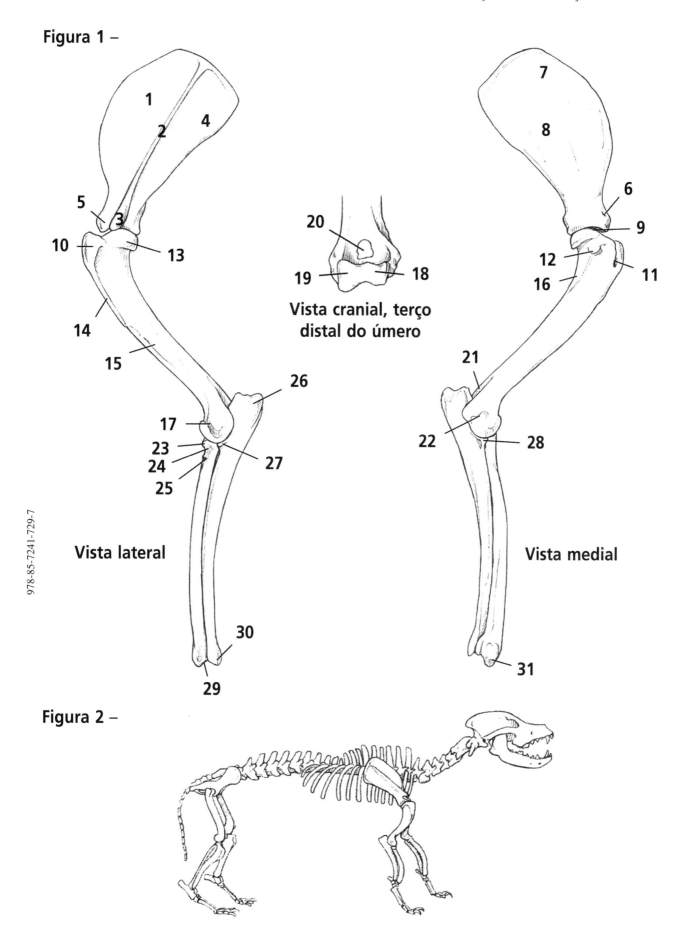

Vista cranial, terço distal do úmero

Vista lateral

Vista medial

Figura 2 –

Órgãos do Movimento: Ossos, Articulações e Músculos

Carpo, Metacarpo e Ossos dos Dedos

PRANCHA 13

Vistas dorsal e palmar dos ossos do carpo esquerdo (punho), do metacarpo (quartela) e da pata dianteira com os ossos levemente desarticulados. Usando uma cor diferente para cada um dos quatro grupos a seguir, sublinhe os nomes dos ossos no grupo. Use as mesmas cores para os ossos legendados na prancha.

Ossos do carpo
1. **Osso radial do carpo**
2. **Osso ulnar do carpo**
3. **Osso acessório do carpo**

4. **Osso cárpico I**
5. **Osso cárpico II**
6. **Osso cárpico III**
7. **Osso cárpico IV**

Ossos metacárpicos
8. **Osso metacárpico I**
9. **Osso metacárpico II**
10. **Osso metacárpico III**

11. **Osso metacárpico IV**
12. **Osso metacárpico V**

Ossos sesamóides
13. **Osso sesamóide** no tendão do músculo abdutor longo do polegar
14. **Ossos sesamóides dorsais**
15. **Ossos sesamóides proximais**

Os ossos sesamóides estão fixados ou inseridos nos tendões dos músculos. Um osso sesamóide protege um tendão ao passo que o último se move contra a superfície articular, agindo como uma roldana para mudar a direção de tração do tendão.

Ossos dos dedos (falanges)
16. **Falanges proximais – I, II, III, IV, V**
17. **Falanges médias – II, III, IV, V**
18. **Falanges distais – I, II, III, IV, V**

Em cada falange distal observe a **crista ungueal** e o **processo ungueal**, o qual é cercado pela unha.

Carpo, Metacarpo e Ossos dos Dedos   **Prancha 13**

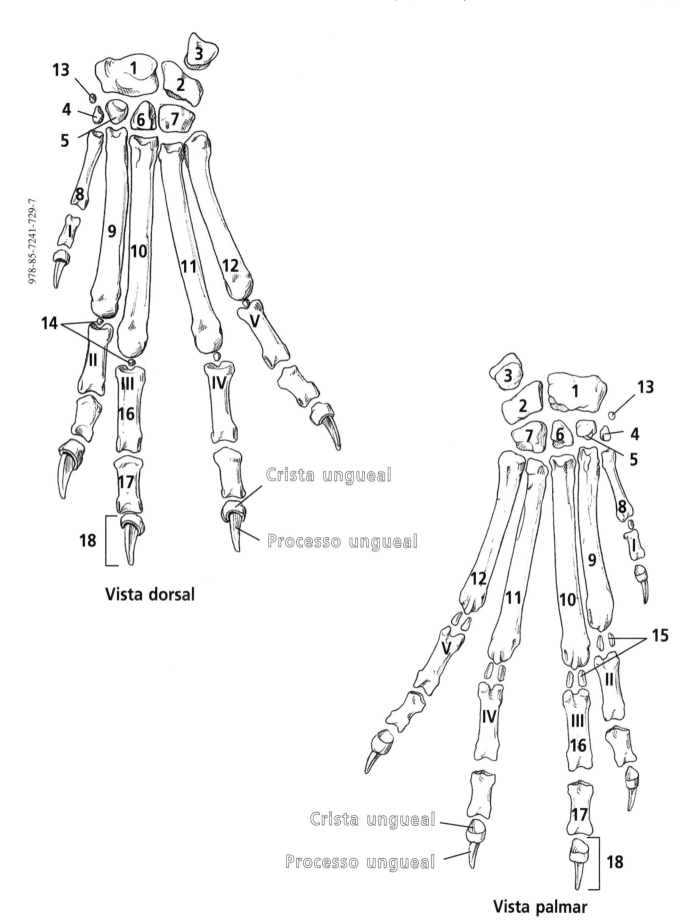

Vista dorsal

Vista palmar

Crista ungueal
Processo ungueal

Órgãos do Movimento: Ossos, Articulações e Músculos

Estrutura das Articulações

PRANCHA 14

Figura 1 – Articulações fibrosas – imóveis; unidas por um tecido fibroso; ossificam-se com a idade.
  Sutura – A maioria das articulações do crânio.
  Sindesmose – Entre os corpos de alguns ossos longos.

Figura 2 – Articulações cartilaginosas – movimento limitado; linha média.
  Sínfise – Fibrocartilagem. A sínfise pélvica ossifica-se com a idade. Os discos intervertebrais normalmente não se ossificam.
  Linha de crescimento (fise) (*setas*) – A cartilagem hialina cresce e se ossifica (se transforma em osso), aumentando o comprimento ósseo. Está totalmente ossificada na maturidade.

Figura 3 – Articulação sinovial – Desenhada aqui em secção longitudinal. As articulações sinoviais (<u>diartroses</u>) são móveis.
    Partes de uma típica articulação sinovial. Pinte as partes indicadas.

- **Cartilagem articular** – Cartilagem hialina transparente e lisa.
- **Membrana sinovial** – Produz o líquido sinovial lubrificante ("óleo da articulação").
- **Cápsula articular fibrosa**.
- **Ligamentos colaterais** – Extra-articulares.
- Os <u>ligamentos</u> <u>intra-articulares</u> na articulação femorotibial do <u>joelho</u> <u>não</u> estão dentro da cavidade sinovial. Nessa articulação, os <u>meniscos</u> <u>de</u> <u>fibrocartilagem</u> estão dispostos entre os ossos articulados.

As articulações sinoviais também são classificadas com base na <u>forma</u> <u>das</u> <u>superfícies</u> <u>articulares</u> e no <u>tipo</u> <u>de</u> <u>movimento</u>:

- <u>Articulação</u> <u>em</u> <u>dobradiça</u> (<u>gínglimo</u>) – a <u>flexão</u> diminui o ângulo entre os ossos da articulação; a <u>extensão</u> aumenta o ângulo: articulação do cotovelo.
- <u>Articulação</u> <u>plana</u>: articulação intercárpica – entre os ossos do carpo.
- <u>Articulação</u> <u>esferoidal</u>: articulação coxal.
- <u>Articulação</u> <u>trocóide</u>: articulação atlantoaxial.
- <u>Articulação</u> <u>elipsóide</u>: movimento biaxial: articulação antebraquiocárpica.
- <u>Articulação</u> <u>em sela</u>: articulação interfalangiana do cão.

O inchaço inicial de uma articulação que sofreu lesão é decorente do aumento na produção de líquido sinovial.
A análise da viscosidade (grossura) do líquido sinovial e das células que ele contém é usada para diagnosticar determinadas enfermidades articulares.

Fraturas na linha do crescimento ocorrem em cães muito jovens antes da linha de crescimento sofrer ossificação.

Estrutura das Articulações   **Prancha 14**

Figura 1 –

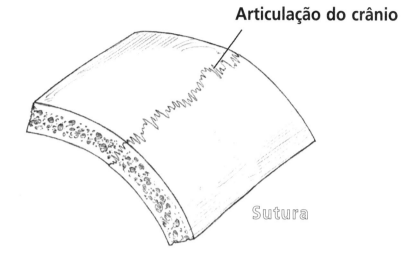

Articulação do crânio

Sindesmose

Sutura

Membrana interóssea

Figura 2 –

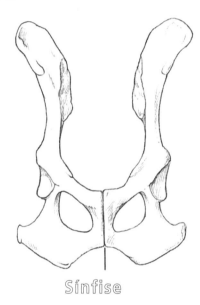

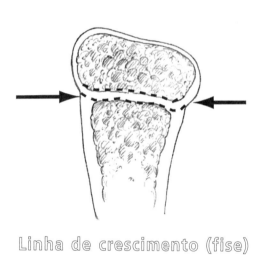

Sínfise

Linha de crescimento (fise)

Figura 3 –

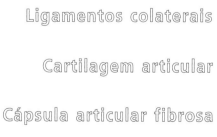

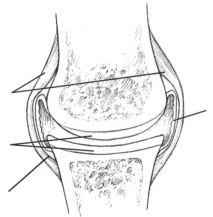

Ligamentos colaterais

Cartilagem articular

Cápsula articular fibrosa

Membrana sinovial

Órgãos do Movimento: Ossos, Articulações e Músculos

Articulações do Membro Torácico

PRANCHA 15

Na prancha, pinte os nomes e desenhe uma linha colorida sobre as articulações indicadas.

Articulação do ombro (do úmero) – Entre a cavidade glenóide da escápula e a cabeça do úmero. Os músculos ao redor agem como ligamentos. Essa é uma articulação esferóide, mas os principais movimentos são flexão e extensão.

Articulação do cotovelo (cubital) – Entre o côndilo do úmero, a fóvea da cabeça do rádio e a incisura troclear da ulna. Isso inclui a **articulação radioulnar proximal** entre a circunferência articular do rádio e a incisura radial da ulna. A cápsula articular projeta uma bolsa na fossa do olécrano. A articulação do cotovelo é um gínglimo com uma determinada rotação.

Ligamento interósseo do antebraço – Localizado entre áreas justapostas nas hastes do rádio e da ulnas.

Articulação radioulnar distal – Distalmente entre o rádio e a ulna. Contém uma extensão da cápsula articular do antebraço. Permite a rotação.

Articulações dos ossos do carpo – As articulações agem como dobradiça.

- **Articulação antebraquiocárpica** – Entre as partes distais do rádio e da ulna, e a fileira proximal de ossos do carpo. É a maior articulação do carpo.
- **Articulação mediocárpica** – Entre as fileiras proximal e distal dos ossos do carpo.
- **Articulação carpometacárpica** – Entre a fileira distal dos ossos do carpo e as bases (extremidades proximais) dos ossos metacárpicos.
- **Articulações intercárpicas** – Entre os ossos de uma fileira do carpo.

Pequenos ligamentos entre ossos adjacentes, o ligamento radiocárpico e o ligamento carpoulnar unem as articulações do carpo. A fibrocartilagem cárpica palmar se liga a todos os ossos do carpo, exceto ao acessório do carpo, e forma a superfície lisa e profunda do canal do carpo. O retináculo fibroso e o osso carpal acessório completam a formação do canal que engloba tendões flexores digitais, vasos sangüíneos e nervos.

Articulações intermetacárpicas – Localizadas entre as extremidades proximais (bases) dos ossos metacárpicos adjacentes.

Articulações metacarpofalangianas – Entre as extremidades distais dos ossos metacárpicos e as extremidades proximais das falanges proximais. Vários ligamentos sesamóides estabilizam os pares de ossos sesamóides palmares, inclusos no tendão do músculo interósseo, em cada uma das quatro articulações principais.

Articulações interfalangianas proximais da mão – Entre as falanges proximais e médias.

Articulações interfalangianas distais da mão – Entre as falanges médias e distais. Ligamentos colaterais unem as articulações interfalangianas. Um ligamento dorsal elástico se estende da falange média até a crista ungueal da falange distal.

Articulações do Membro Torácico **Prancha 15**

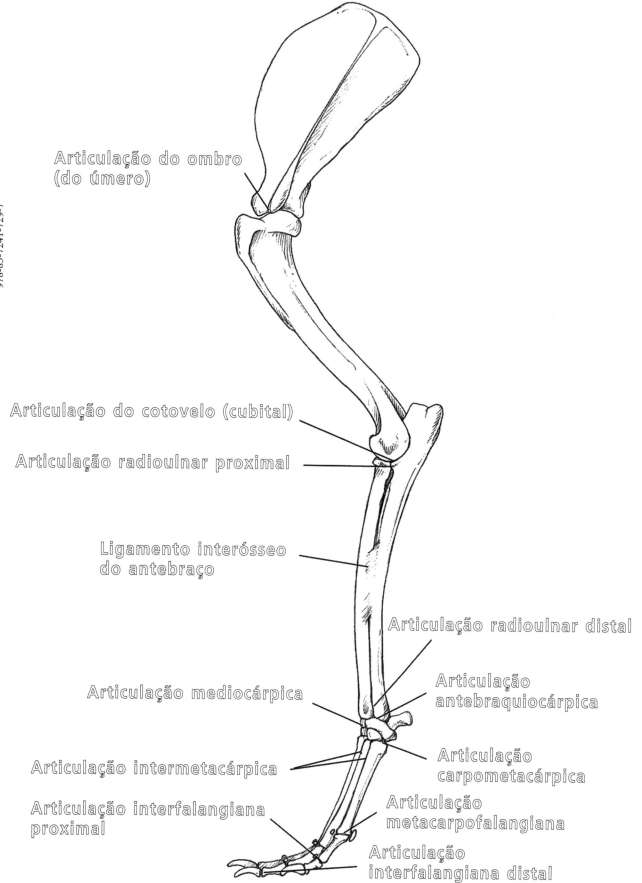

Fáscia

PRANCHA 16

Quando a pele de um animal é removida, observa-se a delicada tela subcutânea de tecido conjuntivo frouxo ao mesmo tempo em que ela é retirada (puxada) da fáscia superficial, cuja composição varia de tecido conjuntivo frouxo a denso, o qual envolve o corpo e contém certos músculos cutâneos da cabeça, do pescoço e do tronco. O maior deles é o músculo cutâneo do tronco, que cobre uma grande parte do tórax e do abdome. Aprofundando-se na fáscia superficial, a fáscia profunda, branca e espessa, formada por tecido conjuntivo denso mais espesso, envolve os músculos e emite septos entre eles e entre algumas de suas porções. Para que sejam observados claramente os músculos e suas delimitações, deve-se remover a fáscia. A fáscia também cobre as articulações, misturando-se aos ligamentos, aos tendões e às bainhas dos tendões.

Pinte os nomes da região da fáscia (*linha espessa tracejada*) e os músculos cutâneos. Pinte os músculos (*linha fina tracejada*).

Principais regiões da fáscia
- **Fáscia da cabeça**
- **Fáscia cervical**
- **Fáscia omobraquial**
- **Fáscia espinotransversal** (profunda ao ombro)
- **Fáscia toracolombar**
- **Fáscia abdominal**
- **Fáscia glútea**
- **Fáscia da cauda**
- **Fáscia femoral lateral (fáscia lata)**
- **Fáscia femoral medial** (no aspecto medial da coxa)
- **Fáscia crural**

Músculos cutâneos
- **Músculo platisma**
- **Músculos esfíncteres do pescoço**
- **Músculo cutâneo do tronco**

978-85-7241-729-7

Fáscia **Prancha 16**

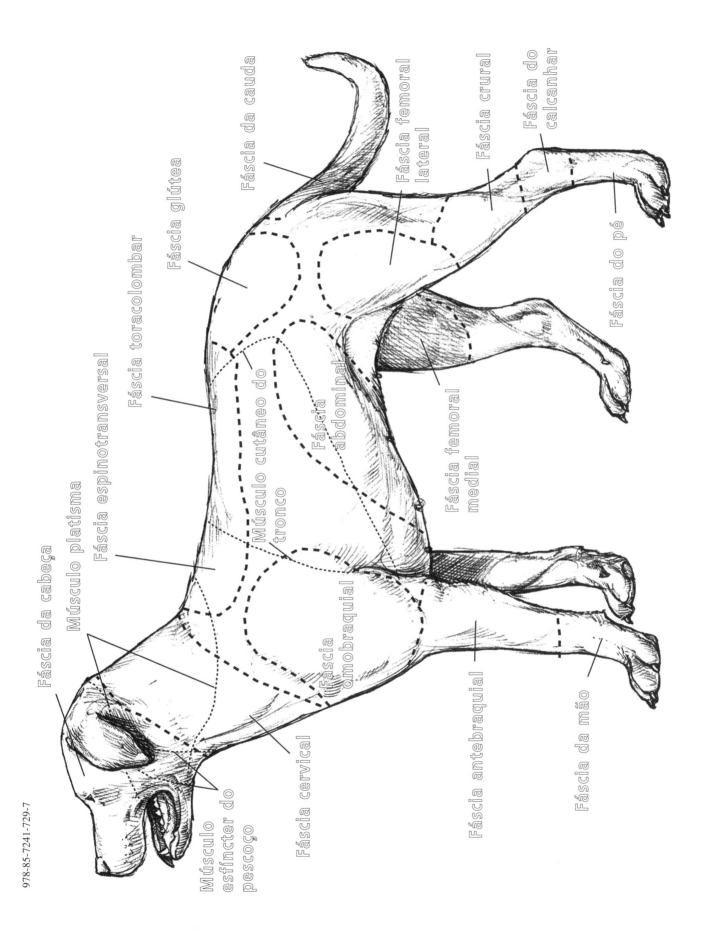

Músculos Superficiais

Prancha 17

Vista lateral esquerda dos músculos superficiais após remoção de grande parte da fáscia e dos músculos cutâneos.

Sublinhe os nomes e pinte os músculos indicados no desenho. m. = músculo(s). O m. clidocefálico (clidocervical) e o m. clidobraquial são partes do m. braquicefálico.

1. M. levantador nasolabial
2. M. orbicular do olho
3. M. zigomático
4. M. frontal
5. M. orbicular da boca
6. M. parotidoauricular
7. M. masseter
8. M. bucinador
9. M. esternoióideo
10. M. esternocefálico
11. M. clidocefálico (clidocervical)
12. M. trapézio
13. M. omotransverso
14. Tendão clavicular do músculo braquicefálico

15. M. clidobraquial
16. M. deltóide (2 porções)
17. M. braquial
18. M. tríceps braquial
19. M. peitoral profundo
20. M. grande dorsal
21. M. oblíquo externo do abdome
22. M. oblíquo interno do abdome
23. M. sacrocaudais
24. M. glúteos médio e superficial
25. M. sartório
26. M. tensor da fáscia lata
27. M. bíceps femoral
28. M. semitendinoso

O músculo esquelético é voluntário, ou seja, está sob o controle da vontade. No microscópio, suas fibras (células) são estriadas (estrias transversais) em virtude do arranjo das moléculas nas fibras. As fibras do músculo cardíaco (coração) também são estriadas, porém o batimento é involuntário. O terceiro tipo de músculo, o músculo liso, não é estriado e suas contrações são involuntárias. Observa-se o músculo liso nos vasos sangüíneos, nos intestinos, na bexiga, no útero e no músculo eretor do pêlo. O músculo esquelético corresponde a 44% do peso corpóreo na maioria dos cães, e a 57% nos Greyhounds. Os músculos atuam na locomoção, respiração, circulação, digestão e reprodução. Os músculos também são responsáveis pela expressão facial, pela ereção dos pêlos, pelo abano da cauda e pelo latido.

978-85-7241-729-7

Músculos Superficiais **Prancha 17**

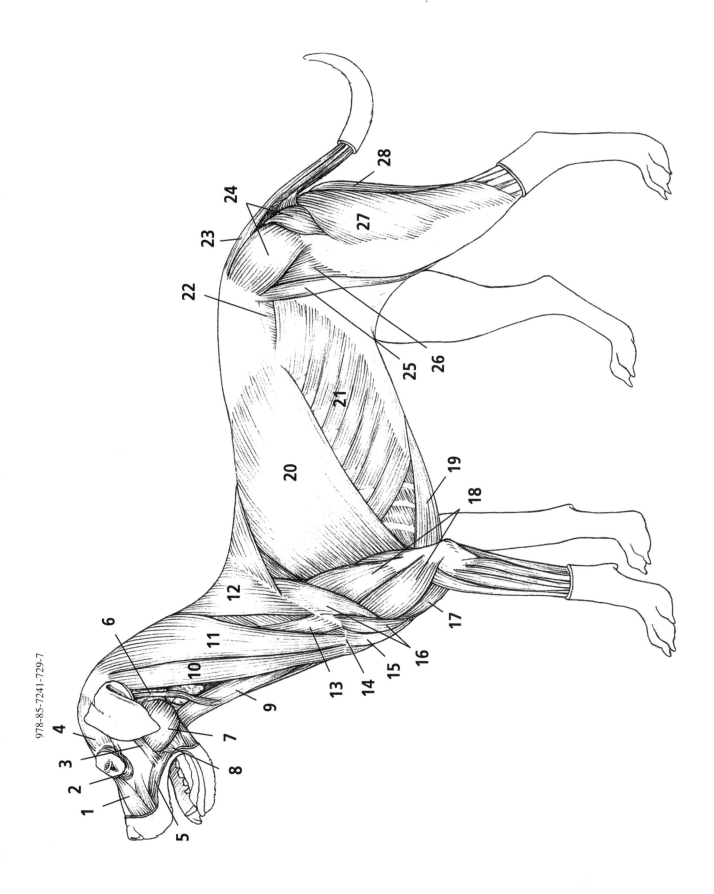

Músculos Profundos

PRANCHA 18

Figura 1 – Vista lateral dos músculos profundos do tronco e das partes proximais dos membros. m = músculo(s).

Figura 2 – Vista ventral dos músculos do ombro e do peito.

Sublinhe os nomes a seguir e pinte os músculos indicados no desenho.

1. M. esplênio
2. M. serrátil ventral
3. M. omotransverso
4. M. esternocefálico
5. M. rombóide
6. M. supra-espinal
7. M. infra-espinal
8. M. redondo maior
9. M. deltóide
10. M. tríceps braquial (atualmente possui três cabeças)
11. M. braquial
12. M. extensores do carpo e dos dedos
13. M. flexores do carpo e dos dedos
14. M. serrátil cranial dorsal
15. M. dorsais espinal e semi-espinal
16. M. longuíssimos torácico e lombar
17. M. iliocostal

18. M. intercostais externos
19. M. transverso abdominal
20. M. reto abdominal
21. M. sartório
22. M. glúteos
23. M. quadríceps femoral
24. M. adutor
25. M. semimembranoso
26. M. semitendinoso
27. M. extensores do tarso e dos dedos
28. M. flexores do tarso e dos dedos
29. M. braquicefálico
30. M. esternocefálico
31. M. esternoióideo
32. M. peitoral superficial
33. M. peitoral profundo
34. M. oblíquo externo abdominal

Os <u>músculos</u> <u>extensores</u> distanciam dois membros de uma articulação. Essa ação é chamada de <u>extensão</u>.
Os <u>músculos</u> <u>flexores</u> aproximam dois membros de uma articulação. Essa ação é chamada de <u>flexão</u>.

978-85-7241-729-7

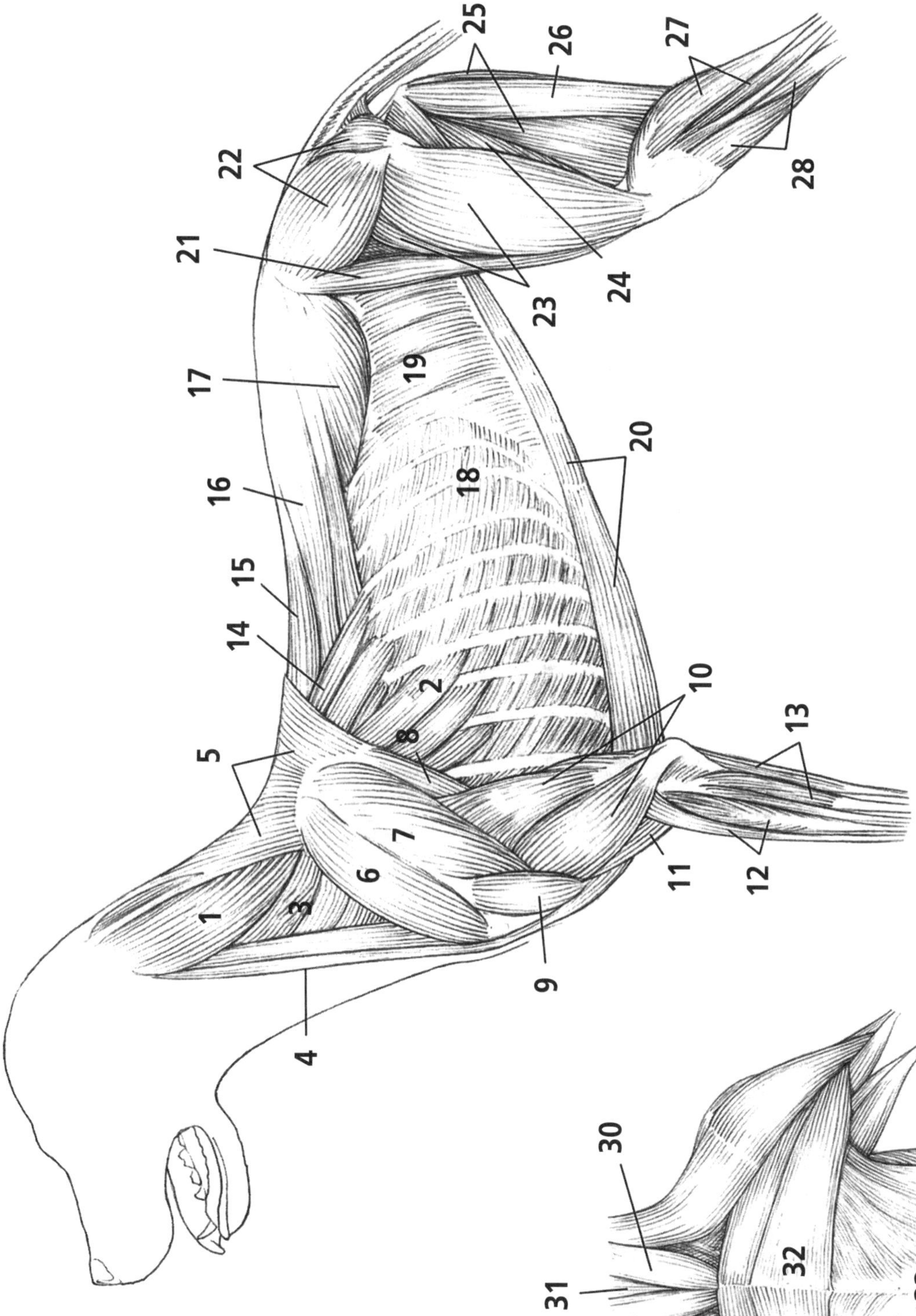

Músculos Profundos   **Prancha 18**

978-85-7241-729-7

Figura 1 –

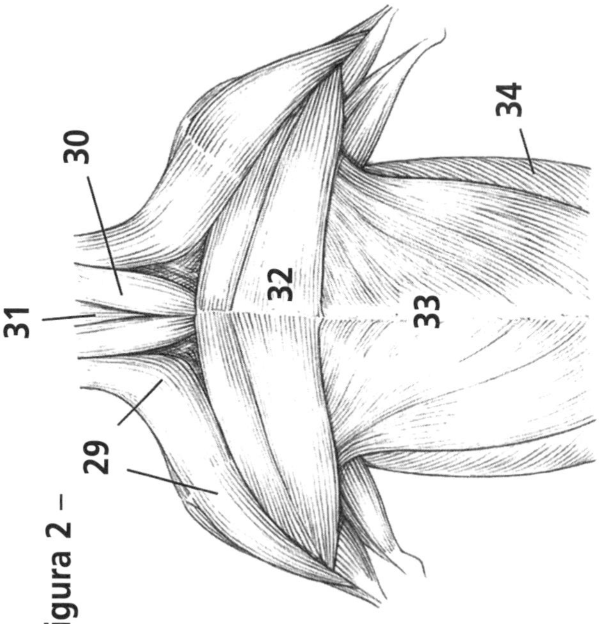

Figura 2 –

Músculos Profundos do Ombro e do Braço

PRANCHA 19

Figura 1 – Vista lateral do ombro esquerdo e dos músculos do braço. m = músculo.
Figura 2 – Vista medial do ombro esquerdo e dos músculos do braço. O membro está destacado do tronco.

Na medida em que você pinta os músculos indicados, tente determinar suas ações por suas posições e pelas articulações que cruzam. Veja as ações (resultado das contrações musculares) resumidas a seguir.

1. **M. rombóide**
2. **M. serrátil ventral**
   a. **Porção cranial**
   b. **Porção caudal**
3. **M. grande dorsal**
4. **M. peitoral profundo**
5. **M. supra-espinal**
6. **M. infra-espinal**
7. **M. redondo maior**
8. **M. redondo menor**

9. **M. tríceps braquial** (cabeça lateral removida)
   a. **Cabeça longa**
   b. **Cabeça acessória**
   c. **Cabeça medial**
10. **M. braquial**
11. **M. bíceps braquial**
12. **M. ancôneo**
13. **M. subescapular**
14. **M. coracobraquial**
15. **M. tensor da fáscia do antebraço**

O **m. serrátil ventral** sustenta o tronco. O membro torácico é elevado pelo **m. rombóide**. O **m. peitoral**, o **supra-espinal**, o **coracobraquial** e o **subescapular** estendem a articulação do ombro; os **músculos redondos** flexionam e rotacionam o ombro em direção ao tronco (para dentro). O **m. infra-espinal** rotaciona o ombro em sentido contrário e, juntamente com o **m. supra-espinal**, serve como um ligamento colateral lateral da articulação do ombro. O principal extensor do cotovelo, o **m. tríceps braquial**, é auxiliado pelo **m. ancôneo**. O **músculo bíceps braquial** e os **braquiais** flexionam a articulação do cotovelo.

Músculos Profundos do Ombro e do Braço **Prancha 19**

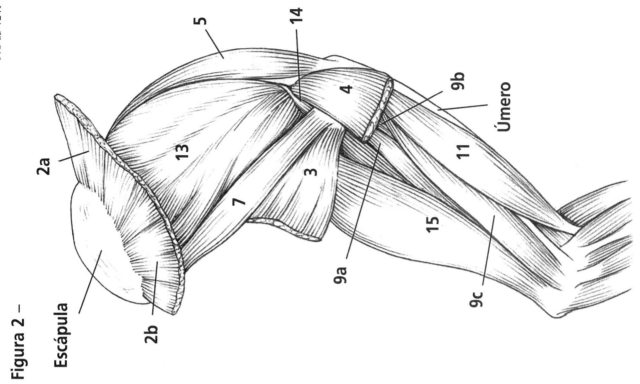

Figura 2 –

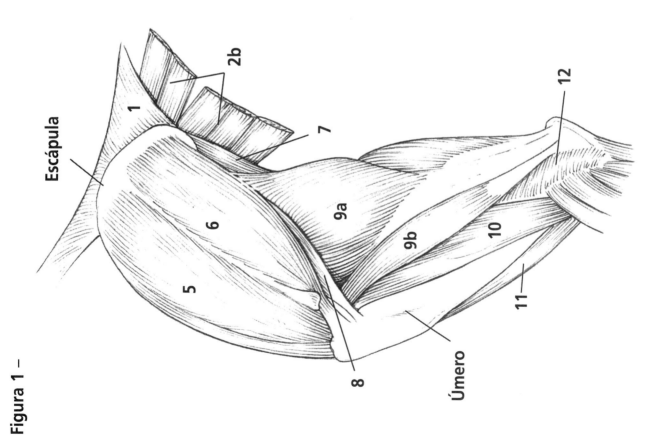

Figura 1 –

Órgãos do Movimento: Ossos, Articulações e Músculos

Músculos do Antebraço e da Mão

PRANCHA 20

Dissecações dos músculos e dos tendões do membro torácico e da mão os quais se fixam aos ossos do carpo e metacárpicos e às falanges. m = músculo(s).

Sublinhe os nomes a seguir e pinte os números indicados na prancha.

1. **M. extensor radial do carpo**
2. **M. pronador redondo**
3. **M. extensor comum dos dedos**
4. **M. extensor lateral dos dedos**
5. **M. ulnar lateral**
6. **M. abdutor longo do primeiro dedo**
7. **M. flexor ulnar do carpo e da cabeça ulnar**
8. **M. flexor ulnar do carpo e da cabeça umeral**
9. **Tendão da cabeça ulnar do m. flexor profundo dos dedos**

10. **M. flexor superficial dos dedos**
11. **M. flexor radial do carpo**
12. **M. abdutores do primeiro ao quinto dedos**
13. **4º músculo interrósseo**
14. **Músculos lumbricais**
15. **Tendões do m. flexor superficial dos dedos**
16. **Tendões do m. flexor profundo dos dedos**

Um músculo abdutor puxa determinada parte de um membro para longe de seu eixo ou para longe do tronco.
A ação é chamada de abdução. O termo oposto é adução, movimento do membro em direção ao tronco.

Os **músculos pronadores** rotacionam o membro torácico de forma que a superfície palmar da pata dianteira seja direcionada lateralmente e, como conseqüência, para o chão (pronação). O **músculo supinador** (não mostrado aqui) age rotacionando o membro torácico de forma que a superfície palmar da pata dianteira seja direcionada medialmente. Essa ação, supinação, é limitada no cão.

Observe que os tendões do m. flexor profundo dos dedos perfuram os tendões do m. flexor superficial dos dedos quando se estendem para se fixarem dos dedos.

Músculos do Antebraço e da Mão **Prancha 20**

Vista cranial

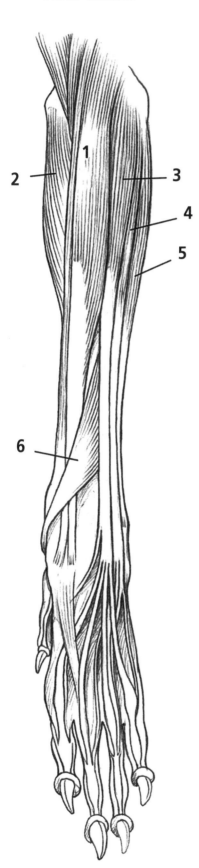

Vista caudal

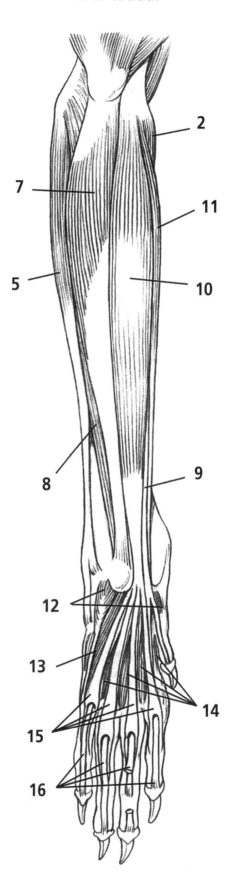

Órgãos do Movimento: Ossos, Articulações e Músculos

Nervos do Membro Torácico

PRANCHA 21

Os nervos que suprem os músculo do membro torácico e sua sensibilidade se originam do **plexo braquial**, uma rede formada pelos ramos ventrais dos três últimos nervos cervicais e dos dois primeiros nervos torácicos os quais emergem de uma intumescência da coluna espinal.

Na prancha, observa-se a vista medial do esqueleto do membro torácico esquerdo, em que está representado o percurso dos principais nervos do membro torácico.

Sublinhe os nomes e trace o curso de cada nervo indicado por seu número correspondente, em cores diferentes. n = nervo.

1. **N. supra-escapular** – Envolve a escápula para suprir os músculos supra e infra-espinais.

2. **N. subescapular** – Inervam o músculo subescapular.

3. **N. axilar** – Para os músculos deltóide, redondo maior, redondo menor e subescapular.

4. **N. musculocutâneo** – Inerva os músculos bíceps braquial, coracobraquial e braquial.

5. **N. radial** – Para os músculos tríceps braquial, extensor radial do carpo, ulnar lateral, supinador, extensores lateral e comum dos dedos.

6. **N. mediano** – Inerva os músculos flexor radial do carpo, flexor superficial dos dedos, flexor profundo dos dedos e pronador.

7. **N. cutâneo antebraquial caudal** – Inerva a pele da região caudal do antebraço.

8. **N. cutâneo antebraquial medial** – Inerva a pele da região medial do antebraço.

9. **N. cutâneo antebraquial cranial** – Inerva a pele da porção cranial do antebraço.

10. **N. ulnar** – Inerva os músculos flexor profundo dos dedos e flexor ulnar do carpo.

11. **N. cutâneo lateral do antebraço** – Inerva a pele da região lateral do antebraço.

12. **Ramos sensoriais medianos** – Para a porção caudal do antebraço e palmar da pata.

13. **Ramos sensoriais do n. ulnar** – Para a palma da pata.

14. **N. radial superficial** – Inerva a porção dorsal do antebraço e da pata.

Outros nervos do plexo braquial suprem os músculos peitoral, braquicefálico, serrátil ventral, cutâneo do tronco e grande dorsal, bem como o diafragma por meio do nervo frênico.

Uma lesão ao **nervo radial** causa paralisia dos músculos supridos por ele. Se a extremidade proximal do úmero é danificada, o membro torácico não consegue suportar o corpo, pois o músculo tríceps braquial não é capaz de estender o cotovelo. Um dano no nervo radial, na região do cotovelo, resulta na falta de extensão do carpo e dos dedos, de modo que o cão passa a suportar seu peso na face dorsal das patas dianteiras.

Nervos do Membro Torácico **Prancha 21**

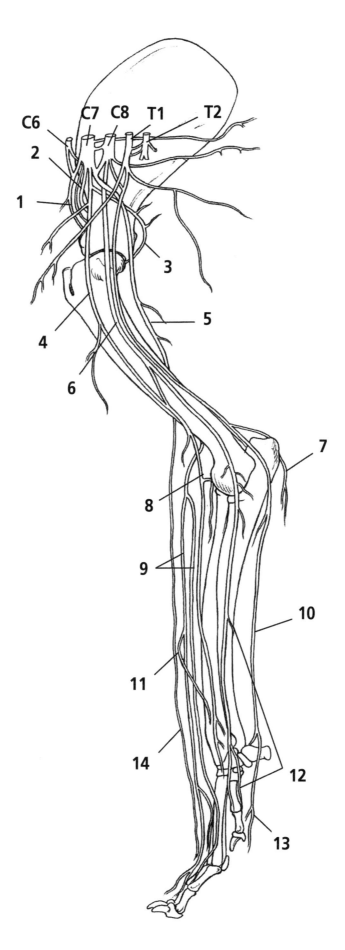

Órgãos do Movimento: Ossos, Articulações e Músculos

Vasos Sangüíneos do Membro Torácico

PRANCHA 22

Nessas ilustrações, os trajetos dos vasos estão relacionados ao esqueleto do membro torácico direito. Linhas tracejadas indicam o curso do vaso no lado oposto do membro. Os diâmetros de alguns vasos menores estão aumentados em relação ao normal, a fim de permitir a pintura. Sublinhe a **nomenclatura em negrito** a seguir e pinte seus nomes na prancha. Pinte os vasos indicados. a. = artéria; v. = veia.

Grandes artérias
 1. **A. toracodorsal**
 2. **A. circunflexa umeral caudal**
 3. **A. circunflexa umeral cranial**
 4. **A. braquial profunda**
 5. **A. bicipital**
 6. **A. braquial superficial**
 7. **Ramos da artéria antebraquial superficial cranial**
 8. **A. antebraquial profunda**

Grandes veias
 9. **V. toracodorsal**
10. **V. circunflexa umeral caudal**
11. **V. circunflexa umeral cranial**
12. **V. braquial profunda**
13. **V. bicipital**
14. **V. profunda do antebraço**

O sangue chega ao membro torácico primariamente por meio das artérias **axilar**, **braquial** e **mediana.** O suprimento secundário de sangue é provido pelas seguintes artérias: **interósseas comum**, **caudal** e **radial**, e pela **artéria antebraquial superficial cranial**. As artérias para o metacarpo e os dedos surgem dos **arcos palmares superficiais** e **profundos**, da **a. antebraquial superficial cranial**, e da **rede cárpica dorsal**.

Observe que muitas veias (a grande parte) são <u>satélites</u> (do latim, *satelles* = companheiro) das artérias, mas existem algumas diferenças entre a drenagem venosa e o suprimento arterial do membro torácico. Além das veias satélites, o sangue é drenado do membro torácico pelas veias **cefálica acessória**, **cefálica**, **mediana cubital** e **omobraquial**. As veias **cefálica** e **omobraquial** direcionam o sangue para a <u>v.</u> <u>jugular</u> <u>externa</u>. A **a. antebraquial superficial cranial** e seu **ramo medial** repousam em cada lado da veia cefálica. Pelas veias do metacarpo e dos dedos, o sangue retorna para os **arcos palmares proximais** e **distais** e para a **v. cefálica acessória**.

As veias diferem das artérias pois:

a) Contêm um volume maior de sangue.
b) Possuem paredes mais finas.
c) Normalmente possuem <u>válvulas</u>.
   As <u>cúspides</u> das válvulas direcionam o sangue para o coração.

Vasos Sangüíneos do Membro Torácico   **Prancha 22**

Grandes artérias

Axilar

Subescapular

1 2

3

Braquial

4

Colateral ulnar

5

6

Interóssea
comum

Ulnar

7

Interóssea
caudal

Mediana

8

Radial

Arco palmar
profundo

Arco palmar
superficial

Grandes veias

Axilar

Subescapular

Omobraquial

9

10

11

Braquial

12

Colateral
ulnar

Axilobraquial

13

Cefálica

Mediana
ulnar

Mediana

Mediana
interóssea
comum

Ulnar

14

Radial

Interóssea radial

Cefálica

Arco venoso
palmar proximal

Cefálica
acessória

Arco venoso
palmar distal

978-85-7241-729-7

Órgãos do Movimento: Ossos, Articulações e Músculos

Pé (Pata)

PRANCHA 23

Nessa descrição, utilizaram-se os termos pé ou pata e mão ou pata. Na Prancha 1, observe que a mão ou pata dianteira é formada por carpo, metacarpo e dedos; o pé ou pata traseira é formado por tarso, metatarso e dedos. A maioria dos especialistas em cães considera apenas a parte distal do metacarpo e do metatarso, além dos dedos, como sendo a pata. A quartela inclui o metacarpo e o metatarso. Na Prancha 7, observe a posição dos ossos articulados do pé. Na Prancha 13, os ossos estão levemente desarticulados.

Sublinhe os **nomes em negrito**, a seguir, e pinte as estruturas indicadas.

Figura 1 –
A. Vista palmar da pata dianteira. O **coxim cárpico** toca o chão somente quando um cão correndo vira-se bruscamente.
B. Vista palmar da pata traseira. Não há coxim sobre o tarso.

Figura 2 –
A. Dissecação palmar superficial da pata dianteira com os coxins intactos.
1. **Músculos superficiais da pata**.
2. **Ramificação dos tendões do músculo flexor superficial dos dedos**.
B. Dissecação palmar profunda da pata dianteira.
3. **Ramificação dos tendões do músculo flexor profundo dos dedos**.
4. **Ramificação dos tendões do músculo flexor superficial dos dedos (corte)**
(a ramificação dos tendões extensores dos dedos se fixa dorsalmente).

Figura 3 – Secção axial de um dedo.
1. **Porção queratinizada da unha**.
2. **Derme**.
3. **Processo ungueal da falange distal**.
4. **Ligamento elástico dorsal**.
5. **Osso sesamóide distal**.
6. **Tendão do músculo flexor profundo dos dedos**.
7. **Falange média**.
8. **Falange proximal**.
9. **Coxim digital** – Epiderme intensamente cornificada e tecido fribroadiposo com glândulas sudoríparas merócrinas na hipoderme. Projeção das papilas na superfície do coxim.

CORTE DE UNHAS DE UM CÃO: As unhas crescem a partir da matriz epidermal em sua base, na média de 1,9mm por semana. Se não são desgastadas naturalmente, elas devem ser cortadas. Alinha-se o cortador de unha com a superfície do coxim digital. Em unhas não pigmentadas, o sangue pode ser visto na derme.

Pé (Pata) **Prancha 23**

Figura 1 –

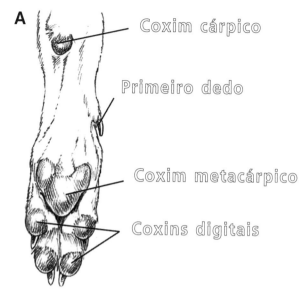
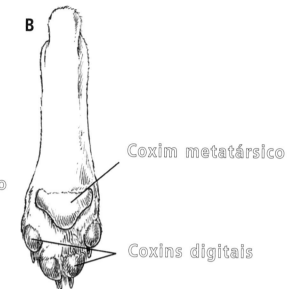

Figura 2 –

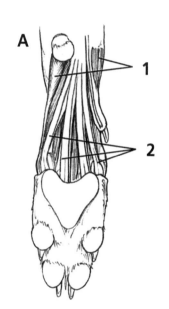
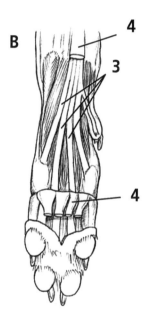

Figura 3 –

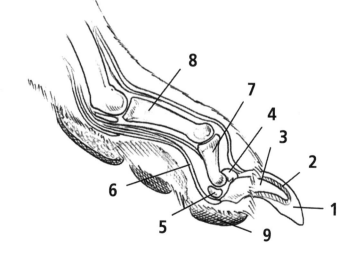

Órgãos do Movimento: Ossos, Articulações e Músculos

Tipos de Pé (Pata)

PRANCHA 24

Pé de gato ou redondo (pé compacto). Esse pé é compacto com os dedos bem arqueados e próximos um do outro. O terceiro e o quarto dedos são apenas levemente mais compridos que o segundo e o quinto. Um pé oval é similar, exceto pelo fato de que o terceiro e o quarto dedos são um tanto mais compridos que os de um pé redondo, deixando uma pegada oval.

Pé de lebre (pata de coelho). O terceiro e o quarto dedos são consideravelmente mais compridos que o segundo e o quinto, e são menos arqueados. A pegada é oval e alongada.

Pé liso/achatado/plano (abaixo na quartela). Ao invés de serem arqueados, os dedos são retos e a quartela inclina-se apreciavelmente. A pegada é muito alongada.

Pé esgarçado (pé espalhado). Os dedos estão separados um do outro. Pés moderadamente espalhados são normais para raças como Irish Water Spaniel, embora sejam considerados defeituosos para outras raças.

Pé de neve. Esse é um pé oval, com dedos bem arqueados e coxins bem cornificados e grossos. Entre os dedos está presente uma membrana bem desenvolvida, além de pêlos. Em raças como as de cães de montanhas e do ártico, a membrana entre os dedos é bem forte.

Primeiro dedo (vestigial) da pata traseira. Apesar de ser incomum a ocorrência de dedos vestigiais tanto únicos quanto duplos na pata traseira da maioria das raças caninas, eles são observados com mais freqüência em cães São Bernardo, Newfoundland e Retriever da Baía de Chesapeake e, embora essas estruturas precisem ser removidas, em Briard e no Cão dos Pirineus elas devem permanecer, pois são um dos requisitos dessas raças para exposições.

Tipos de Pé (Pata) **Prancha 24**

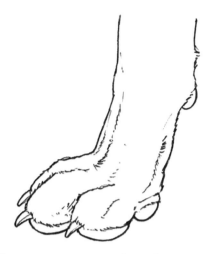
Pé de gato ou redondo

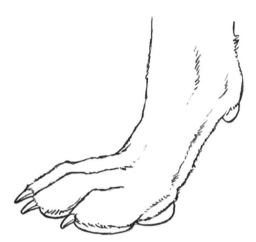
Pé de lebre

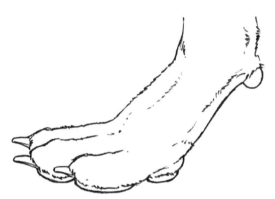
Pé liso/achatado/plano
(abaixo na quartela)

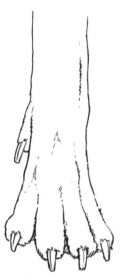
Pé esgarçado

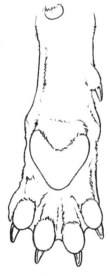
Pé de neve

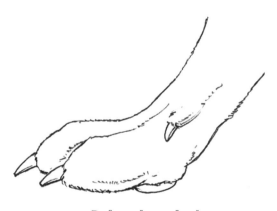
Primeiro dedo
(vestigial) da pata traseira

Órgãos do Movimento: Ossos, Articulações e Músculos

Ossos da Pelve

PRANCHA 25

Figura 1 – Vista caudodorsal da pelve óssea.

Pinte os nomes e os ossos indicados.

Cada **osso do quadril** (osso coxal) consiste na fusão do **ílio**, do **ísquio**, do **púbis** e do osso acetabular. Os dois ossos do quadril estão unidos pela **sínfise pélvica**. O **sacro** articula-se com cada **ílio** na **articulação sacroilíaca**.

Figura 2 – Vista lateral esquerda de pelve óssea madura.

Sublinhe os seguintes nomes e pinte as partes dos ossos indicados.

1. **Crista ilíaca**
2. **Espinha ilíaca dorsocranial**
3. **Espinha ilíaca dorsocaudal**
4. **Eminência iliopúbica**
5. **Espinha isquiática**
6. **Forame obturador**
7. **Tuberosidade isquiática**
8. **Sínfise pélvica**
9. **Pécten do púbis**
10. **Articulações sacroilíacas**
11. **Espinha ilíaca ventrocranial**
12. **Espinha ilíaca ventrocaudal**
13. **Acetábulo** – consiste em uma superfície articular semicircular, a <u>face</u> <u>semilunar</u>, que envolve uma <u>fossa</u> <u>acetabular</u> profunda

Figura 3 – **Osso coxal** em desenvolvimento de um filhote. A cartilagem está pontilhada. O pequeno **osso acetabular** se funde com o **ílio**, o **ísquio** e o **púbis** para formar o **acetábulo** (cavidade da articulação do quadril). A fusão está completa na 12ª semana após o nascimento.

Ossos da Pelve **Prancha 25**

Figura 1 –

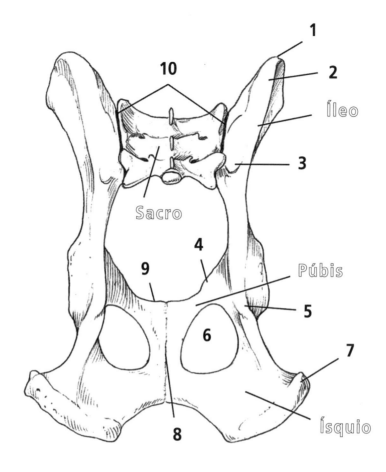

Figura 2 –

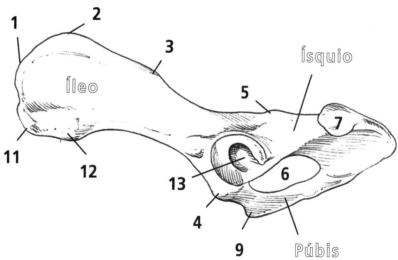

Figura 3 –

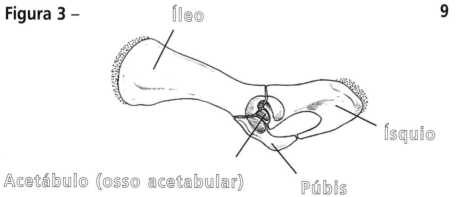

Órgãos do Movimento: Ossos, Articulações e Músculos

Ossos da Coxa e da Perna

PRANCHA 26

Pinte os nomes no desenho e os ossos indicados de cores diferentes.

A. Vista cranial do **fêmur** esquerdo. A **patela** é um grande osso sesamóide fixado no músculo quadríceps femoral e em seu tendão. Ela desliza proximal e distalmente (para cima e para baixo) sobre a **tróclea**. As <u>fibrocartilagens</u> <u>parapatelares</u> (*pontilhados*) em cada lado aumentam a área da superfície articular.

B. Vista caudal do **fêmur** esquerdo. O <u>ligamento</u> <u>da</u> <u>cabeça</u> <u>do</u> <u>fêmur</u> se fixa na **fóvea**. Dois pequenos **ossos sesamóides** (<u>fabelas</u>) nas cabeças medial e lateral do músculo gastrocnêmio articulam-se com os **côndilos medial** e **lateral** do fêmur. Um **osso sesamóide** menor ainda encontra-se no tendão de origem do músculo poplíteo e articula-se com o côndilo lateral.

C. Vista cranial da **tíbia** e da **fíbula** esquerdas.

D. Vista caudal da **tíbia** e da **fíbula** esquerdas.

Sublinhe os nomes e pinte as seguintes partes:

Fêmur
1. **Cabeça**
2. **Colo**
3. **Trocanter menor**
4. **Trocanter maior**
5. **Tróclea**
6. **Epicôndilo medial**
7. **Epicôndilo lateral**
8. **Fóvea**
9. **Fossa trocantérica**
10. **Crista intertrocantérica**
11. **Tuberosidades supracondilares**
12. **Côndilo lateral**
13. **Côndilo medial**

Tíbia e **Fíbula**
14. **Côndilo medial**
15. **Eminência intercondilar**
16. **Côndilo lateral**
17. **Tuberosidade da tíbia**
18. **Sulco extensor**
19. **Cabeça da fíbula**
20. **Maléolo medial**
21. **Maléolo lateral**
22. **Cóclea da tíbia** – sulcos laterais oblíquos

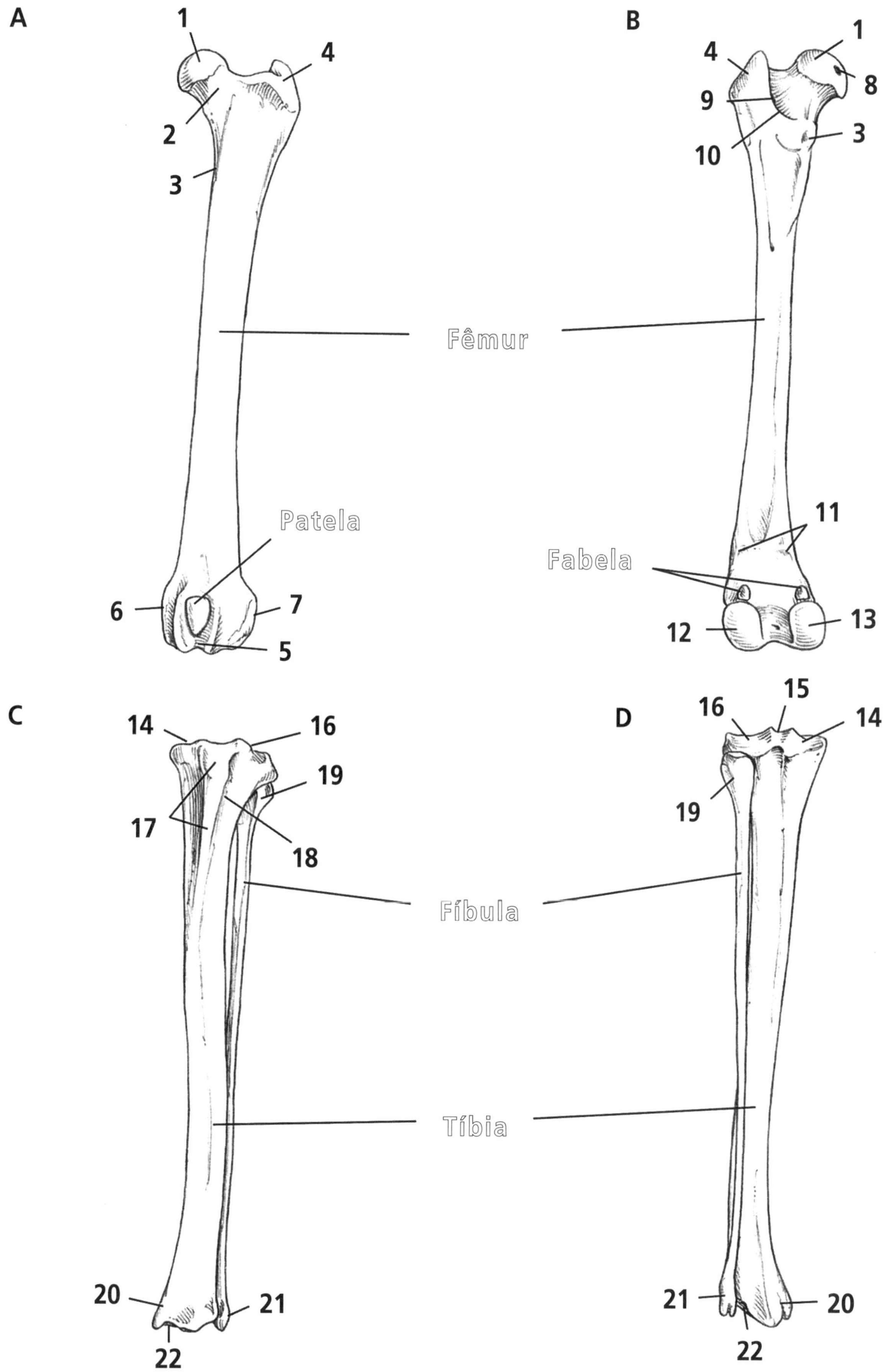

Ossos da Coxa e da Perna **Prancha 26**

A

B

Fêmur

Patela

Fabela

C

D

Fíbula

Tíbia

978-85-7241-729-7

Órgãos do Movimento: Ossos, Articulações e Músculos

Ossos do Tarso

PRANCHA 27

Vistas lateral, dorsal e plantar dos ossos do tarso esquerdo.

Há sete ossos no tarso (jarrete): **calcâneo** (osso fibular do tarso), **talo** (osso tibial do tarso), **osso central do tarso** e **ossos társicos I, II, III** e **IV**. Três vezes mais comprido que o carpo, o jarrete inclui a <u>articulação</u> <u>tarsocrural</u> (<u>tornozelo</u>) entre a cóclea da **tíbia** e a **tróclea** do **talo**, e as <u>articulações</u> <u>tarsometatársicas</u> entre os **ossos társicos de I a IV** e **ossos metatársicos de 1 a 5**.

Com exceção da forma do primeiro osso metatársico e da usual ausência do primeiro dedo, os ossos metatársicos e as falanges são similares aos ossos metacárpicos e às falanges da pata dianteira.

Sublinhe os seguintes nomes e pinte os ossos em suas partes:

CT. **Osso central do tarso**
 I. **Primeiro osso társico**
 II. **Segundo osso társico**
 III. **Terceiro osso társico**
 IV. **Quarto osso társico**
 1. **Primeiro osso metatársico**
 2. **Segundo osso metatársico**
 3. **Terceiro osso metatársico**
 4. **Quarto osso metatársico**
 5. **Quinto osso metatársico**

Ossos do Tarso **Prancha 27**

978-85-7241-729-7

Vista medial

Vista dorsal

Vista plantar

Órgãos do Movimento: Ossos, Articulações e Músculos

Articulações do Membro Pélvico

PRANCHA 28

Pinte os nomes das articulações e as setas indicando as **superfícies flexoras** das articulações. Os ângulos tornam-se menores quando as articulações são flexionadas.

A **articulação sacroilíaca** em cada lado é formada pelas faces articulares da asa do ílio e da asa do osso sacro. Essa é uma articulação de estabilização em que as faces articulares são cobertas por fibrocartilagem e suportadas pelos ligamentos sacroilíacos ventral e dorsal.

Entre as articulações do jarrete, o maior movimento ocorre na **articulação tarsocrural**. Os sulcos na cóclea da tíbia e os cumes correspondentes da tróclea do talo são direcionados ligeiramente para a lateral. Em decorrência desse arranjo, as patas traseiras são empurradas para trás e para fora em relação às patas dianteiras quando o cão está galopando. Há alguns movimentos entre o talo e o calcâneo, mas movimentos muito pequenos ocorrem nas **articulações intertársicas** e **tarsometatársicas**.

Articulações do Membro Pélvico **Prancha 28**

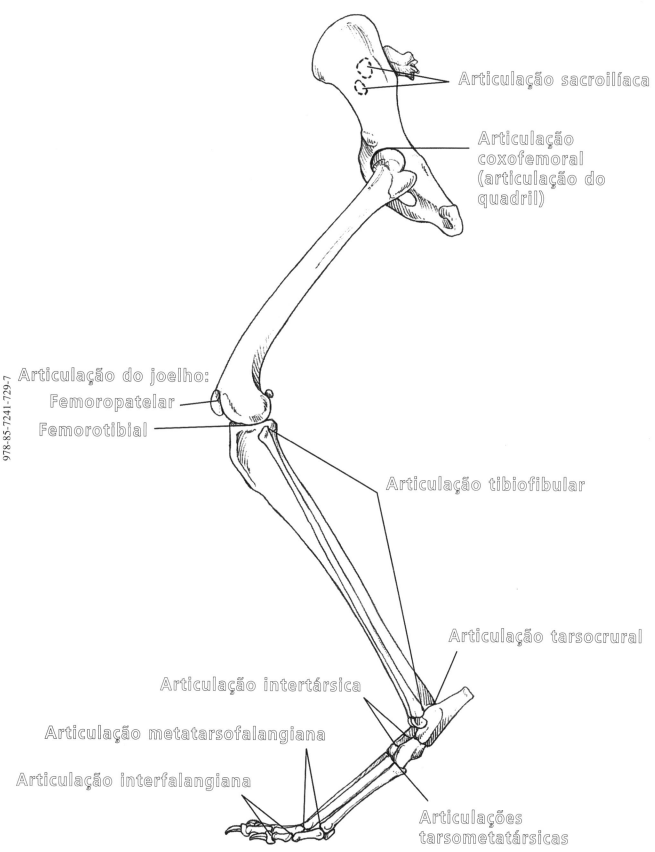

Órgãos do Movimento: Ossos, Articulações e Músculos

Articulação do Quadril

PRANCHA 29

Vista ventral da pelve óssea e das articulações do quadril de um cão, incluindo os principais ligamentos.

Sublinhe os nomes numerados e preencha os nomes nas pranchas. Pinte as estruturas indicadas com as mesmas cores.

- **Sétima vértebra lombar (L7)**
- **Sacro**
- **Primeira vértebra caudal (Ca1)**
- **Tuberosidade isquiática**

A maioria dos ligamentos funciona unindo os ossos em uma articulação. O **ligamento sacrotuberal** é uma estrutura de origem para os principais músculos no quadril.

A **articulação** esquerda **do quadril** (articulação coxofemoral) está normal. A extensão da **cápsula articular** é indicada por uma *linha tracejada*. O **ligamento da cabeça do fêmur** une a cabeça do fêmur ao acetábulo. O **ligamento transverso do acetábulo** faz uma ponte com a incisura acetabular, completando a borda fibrocartilaginosa do acetábulo.

Uma **articulação coxofemoral displásica** é vista na figura. A displasia coxofemoral (do grego, *dys-*, anormal + *plassein*, formar) é um problema hereditário do desenvolvimento em que a cabeça do fêmur e o acetábulo não se articulam propriamente. Pode ocorrer em filhotes de crescimento rápido e em raças de grande porte, como o Pastor Alemão, o Labrador e o Rottweiler. A condição é observada como um quadril doloroso, com o passar dos anos. O diagnóstico pode ser feito por meio da manipulação da articulação do quadril por um veterinário, e confirmado por radiografia (filmes de raios X).

Uma medida corretiva prévia envolve a colocação de pinos triplos em cada ílio. A substituição total do quadril pode ser a única opção cirúrgica em cães adultos afligidos pela displasia coxofemoral.

Articulação do Quadril **Prancha 29**

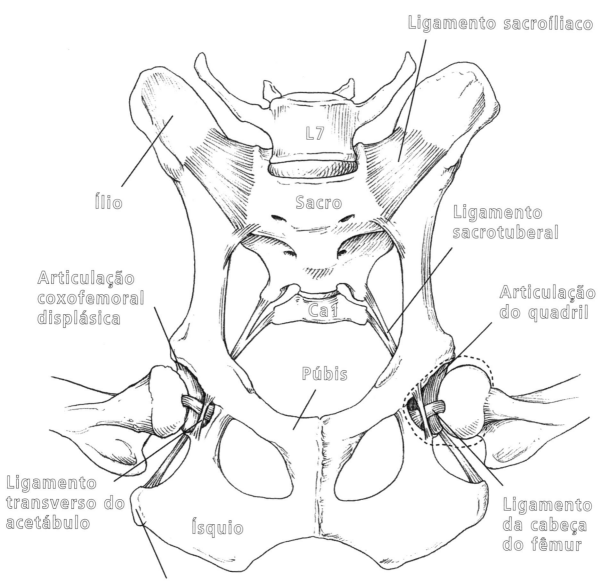

Órgãos do Movimento: Ossos, Articulações e Músculos

Articulação do Joelho

PRANCHA 30

Dissecações da articulação do joelho esquerdo de um cão.

A. Vista medial

B. Vista lateral

C. Vista cranial

D. Vista caudal

Sublinhe os seguintes termos e pinte as estruturas indicadas no desenho.

1. **Tendão – músculo quadríceps femoral**
2. **Patela**
3. **Ligamento patelar** (continuação do **tendão do m. quadríceps femoral** até a **tuberosidade da tíbia**)
4. **Tuberosidade da tíbia**
5. **Fabela**
6. **Menisco medial**
7. **Ligamento colateral medial**
8. **Tendão – músculo extensor longo dos dedos**
9. **Menisco lateral**
10. **Ligamento colateral lateral**
11. **Tendão – músculo poplíteo**
12. **Ligamento cruzado cranial**
13. **Ligamento transverso**
14. **Ligamento cruzado caudal**
15. **Ligamento meniscofemoral**

Há duas articulações no joelho – a articulação femoropatelar e a articulação femorotibial. Uma cápsula articular (*linha tracejada*) compartimentalizada e única é comum às duas articulações. A **patela** é um grande osso sesamóide localizado no **tendão do músculo quadríceps femoral**, que continua como **ligamento patelar** fixando-se à **tuberosidade da tíbia**. Quando a patela se dirige à tróclea do fêmur, ela muda a direção de tração pelo músculo quadríceps femoral, resultando na extensão da articulação femorotibial.

A luxação patelar (deslocamento) é mais comum em raças *toy* como o Lulu da Pomerânia.

Os **meniscos medial** e **lateral** são lâminas de fibrocartilagem em forma de C, localizados entre os côndilos femorais e os tibiais, provendo faces articulares mais congruentes.

Nomeados por suas inserções na tíbia, os **ligamentos cruzados cranial** e **caudal** se cruzam na medida em que se estendem do fêmur à tíbia. Uma causa comum de manqueira (claudicação) do membro pélvico é a ruptura do **ligamento cruzado cranial**, o que aumenta o movimento cranial da tíbia. Muitos procedimentos cirúrgicos incluindo a fixação extra-articular (fora da articulação) e a reconstrução intra-articular (dentro da articulação) do ligamento são empregados para corrigir a manqueira. Em um procedimento denominado osteotomia niveladora do platô tibial (TPLO, *tibial plateau leveling osteotomy*), a extremidade proximal da tíbia é girada. Como resultado desse procedimento, quando os côndilos tibiais (os platôs) se movem contra os côndilos femorais a articulação é estabilizada.

Articulação do Joelho **Prancha 30**

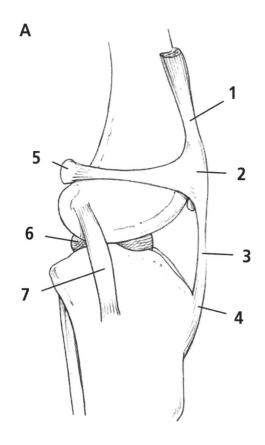
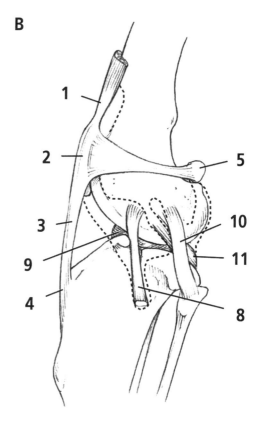
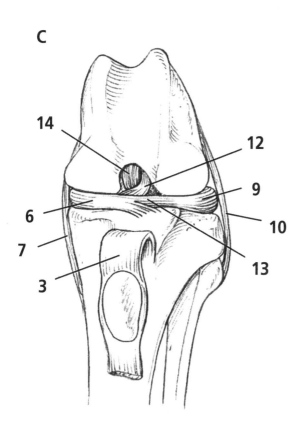
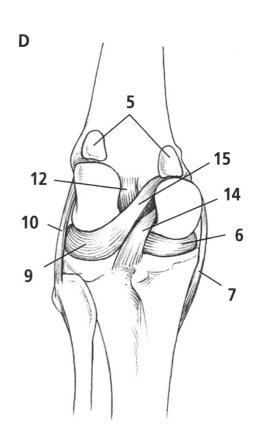

Músculos do Membro Pélvico – Vistas Laterais

PRANCHA 31

Figura 1 – Vista lateral dos músculos superficiais do quadril e da coxa esquerdos.
Figura 2 – Vista lateral de dissecação profunda dos músculos do membro pélvico esquerdo.

À medida que você pinta os músculos, tente determinar suas ações a partir de suas posições e das articulações que eles cruzam. Veja a seguir. m = músculo.

1. **M. bíceps femoral**
2. **M. semitendinoso**
3. **M. semimembranoso**
4. **M. glúteo superficial**
5. **M. glúteo médio**
6. **M. tensor da fáscia lata**
7. **M. sartório**
8. **M. glúteo profundo**
9. **M. quadríceps femoral**
   a. **M. reto femoral**
   b. **M. vasto lateral**
10. **Ligamento sacrotuberal**
11. **Tendão dos músculos obturador interno e gêmeos**
12. **M. quadrado femoral**
13. **M. adutor**
14. **M. abdutor crural caudal**
15. **M. gastrocnêmio**
16. **M. flexor profundo dos dedos**
17. **M. tibial cranial**
18. **M. peroneal longo**
19. **M. extensor profundo dos dedos**
20. **Tendão do calcâneo comum**
21. **Tendão do extensor longo dos dedos**
22. **Tendão do extensor lateral dos dedos**
23. **Tendão do m. peroneal longo**
24. **Tendão do m. peroneal curto**
25. **Tendão do m. flexor superficial dos dedos**
26. **Quinto m. interósseo**
27. **Terminação do tendão do m. flexor profundo dos dedos**
28. **M. extensor curto dos dedos**

O grupo de músculos glúteos (**superficial**, **médio** e **profundo** e **tensor da fáscia lata**) estende o quadril e ajuda a abduzir sua articulação. Inserções do grupo de tendões da pata (**músculos bíceps femoral**, **semitendinoso** e **semimembranoso**) se fixa proximal e distalmente à articulação do joelho. Os tendões dos músculos bíceps femoral e semitendinoso se juntam aos tendões do **flexor superficial dos dedos** e do **gastrocnêmio** para formar o **tendão do calcâneo comum**. A principal ação desse grupo muscular é a extensão da articulação do quadril. Dependendo da localização dos músculos e da posição do pé (sobre o chão ou não), outras ações são a flexão ou a extensão do joelho e a extensão do jarrete. Os **músculos obturador interno** e **gêmeos** giram o quadril para fora. O **músculo peroneal longo** flexiona o jarrete e gira o pé para fora. O **músculo tibial cranial** também flexiona o jarrete, porém gira o pé para dentro.

Órgãos do Movimento: Ossos, Articulações e Músculos

978-85-7241-729-7

Músculos do Membro Pélvico – Vistas Laterais **Prancha 31**

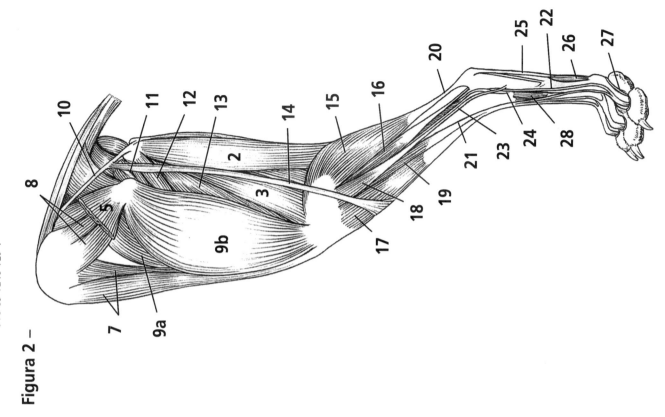

Figura 2 –

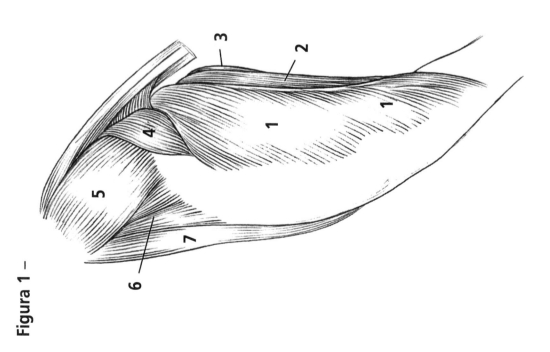

Figura 1 –

Músculos do Membro Pélvico – Vistas Mediais

PRANCHA 32

Figura 1 – Vista medial dos músculos superficiais do membro pélvico.
Figura 2 – Vista medial dos músculos profundos do membro pélvico.

Ao passo que você pinta os músculos indicados, tente visualizar suas ações a partir de suas posições e das articulações que eles cruzam. Veja o texto a seguir. m = músculo.

1. **M. sartório**
   a. **Parte cranial**
   b. **Parte caudal**
2. **M. quadríceps femoral**
   a. **M. reto femoral**
   b. **M. vasto lateral**
3. **M. pectíneo**
4. **M. adutor**
5. **M. grácil**
6. **M. semimembranoso**
7. **M. semitendinoso**
8. **M. gastrocnêmio**
9. **M. flexor superficial dos dedos**
10. **M. flexor profundo dos dedos**
11. **Tendão do calcâneo (tendão de Aquiles)**
12. **M. tibial cranial**
13. **M. poplíteo**

Inserido na tuberosidade da tíbia por meio do ligamento patelar, o **músculo quadríceps femoral** é o principal extensor do joelho. A parte cranial dos **músculos sartório** e **semimembranoso** também estende o joelho. Os flexores do joelho incluem a parte caudal dos **músculos sartório** e **semimembranoso**, além dos músculos **semitendinoso**, **grácil**, **poplíteo** e **gastrocnêmio.** A adução do membro pélvico é feita pelos músculos **pectíneo**, adutor e grácil. O músculo flexor profundo dos dedos é formado pelo **flexor longo dos dedos** e pelo **flexor longo do hálux** (do latim, *hallux*, grande dedo; o primeiro dedo da pata traseira, o esporão raramente presente).

978-85-7241-729-7

Músculos do Membro Pélvico – Vistas Mediais **Prancha 32**

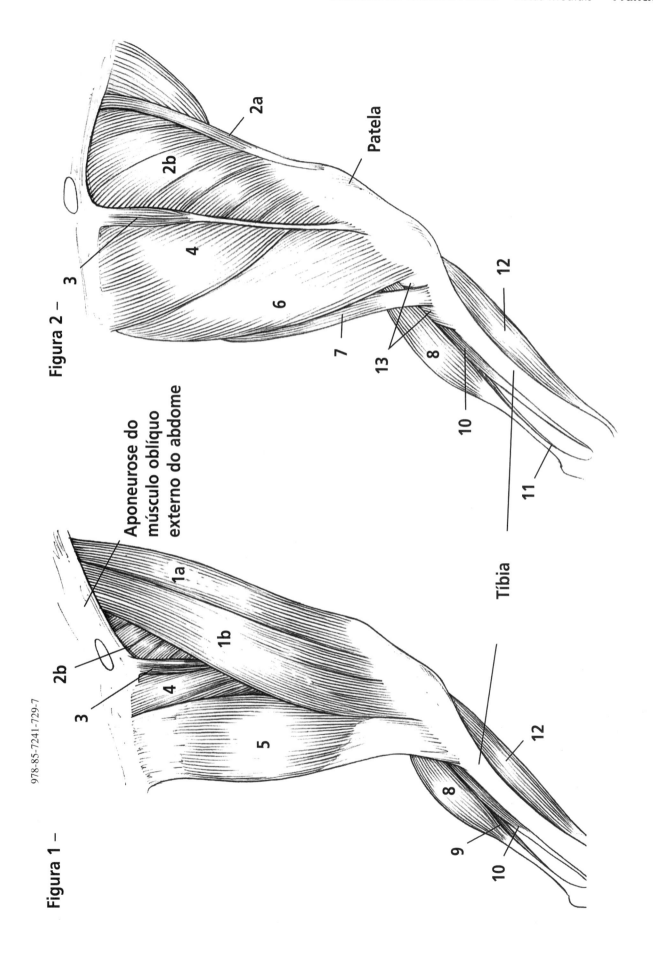

Figura 1 –

Figura 2 –

Órgãos do Movimento: Ossos, Articulações e Músculos

Nervos do Membro Pélvico

PRANCHA 33

Os nervos do membro pélvico surgem a partir do **plexo lombrossacral**, uma rede de cada um dos lados da coluna formada por ramos ventrais dos últimos quatro nervos lombares e por três nervos sacrais. Interconexões entre esses nervos são variáveis. Além de contribuir com a inervação do membro pélvico, os nervos sacrais também dão origem a nervos que suprem os órgãos pélvicos. Os **nervos femoral** e **obturador** originam-se do **4º** ao **6º nervos lombares**. Os **6º** e **7º nervos lombares** e os **nervos sacrais 1º** e **2º** formam o **tronco lombossacral**, o qual origina um ramo para os músculos pequenos do quadril e aos **nervos glúteos cranial** e **caudal** para, então, continuar como **nervo isquiático**.

Vista medial do esqueleto do membro pélvico esquerdo, com os cursos dos nervos esboçados sobre o membro. Sublinhe os nomes a seguir e trace o curso de cada nervo em cores diferentes. m. = músculo; n. = nervo(s).

1. **N. femoral** – Inerva os músculos sublombares e o quadríceps femoral.

2. **N. safeno** – Para o m. sartório; sensório para a parte medial do membro torácico.

3. **N. obturador** – Inerva os músculos adutores do quadril.

4. **Tronco lombossacral**.

5. **N. glúteos cranial e caudal** – Para os músculos flexor e extensor do quadril.

6. **N. cutâneo femoral caudal** – Sensório para a pele da porção caudal da coxa.

7. **N. isquiático** – Motor para os músculos da pata; emite ramos sensórios para o membro torácico.

8. **N. cutâneo sural lateral** – Sensório para a pele da região lateral da perna.

9. **N. peroneal comum** – Ramo motor para o m. bíceps femoral.

10. **N. peroneal superficial** – Supre o m. extensor lateral dos dedos; sensório para a pele sobre o aspecto dorsal da perna e do pé.

11. **N. peroneal profundo** – Para os músculos dorsolaterais da perna; sensório para o pé.

2. **N. tibial** – Para os músculos da pata, gastrocnêmio, poplíteo e crural caudal.

13. **N. cutâneo sural caudal** – Sensório para a pele caudal da perna e do jarrete.

14. **N. plantar medial** – Para o aspecto medial do pé.

15. **N. plantar lateral** – Para os aspectos lateral e medial do pé.

Nervos do Membro Pélvico **Prancha 33**

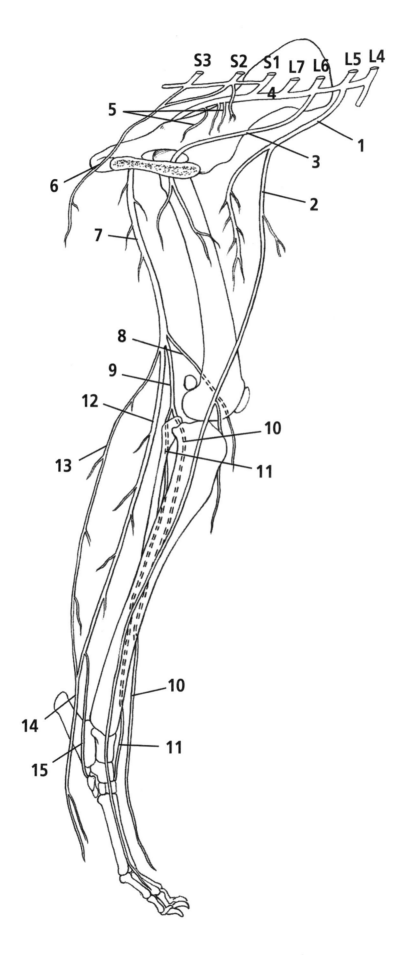

Órgãos do Movimento: Ossos, Articulações e Músculos

Vasos Sangüíneos do Membro Pélvico

PRANCHA 34

Vistas mediais dos vasos relacionados ao esqueleto do membro pélvico. Pinte os nomes e os cursos dos vasos usando vermelho para as artérias e azul para as veias. O diâmetro de alguns dos vasos está maior que o normal para permitir a pintura. a. = artéria(s); v. = veia(s).

Grandes artérias
1. **Aorta**
2. **A. Ilíaca interna**
3. **A. iliolombar**
4. **A. glútea cranial**
5. **A. pudenda interna**
6. **A. femoral profunda**
7. **Tronco pudendoepigástrico**
8. **A. circunflexa femoral medial**
9. **A. circunflexa femoral lateral**
10. **A. descendente do joelho**
11. **A. femoral caudal distal**
12. **A. tibial caudal**
13. **Ramo cranial da a. safena**

Grandes veias
14. **Ramo caudal da a. safena**
15. **A. metatársica perfurante**
16. **V. cava caudal**
17. **V. ilíaca interna**
18. **V. iliolombar**
19. **V. glútea cranial**
20. **V. profunda da coxa**
21. **Tronco pudendoepigástrico**
22. **V. circunflexa femoral lateral**
23. **V. safena medial**
24. **V. descendente do joelho**
25. **V. caudal distal da coxa**
26. **Ramos craniais das v. safenas**
27. **Ramos caudais das v. safenas**

O sangue flui para as artérias metatársicas e digitais da pata traseira por meio da seguinte seqüência de artérias: **ilíaca externa – femoral – poplítea – tibial cranial – dorsal do pé** e **safena.**

Os ramos da **a. safena** suprem a pele; o ramo caudal dá origem às a. digitais plantares comuns. A **a. metatársica perfurante** e as artérias plantares (da **a. safena**) formam um arco plantar profundo que dá origem às a. metatársicas plantares.

A maioria das veias são satélites (do latim, *satelles*, companheiras) das artérias.

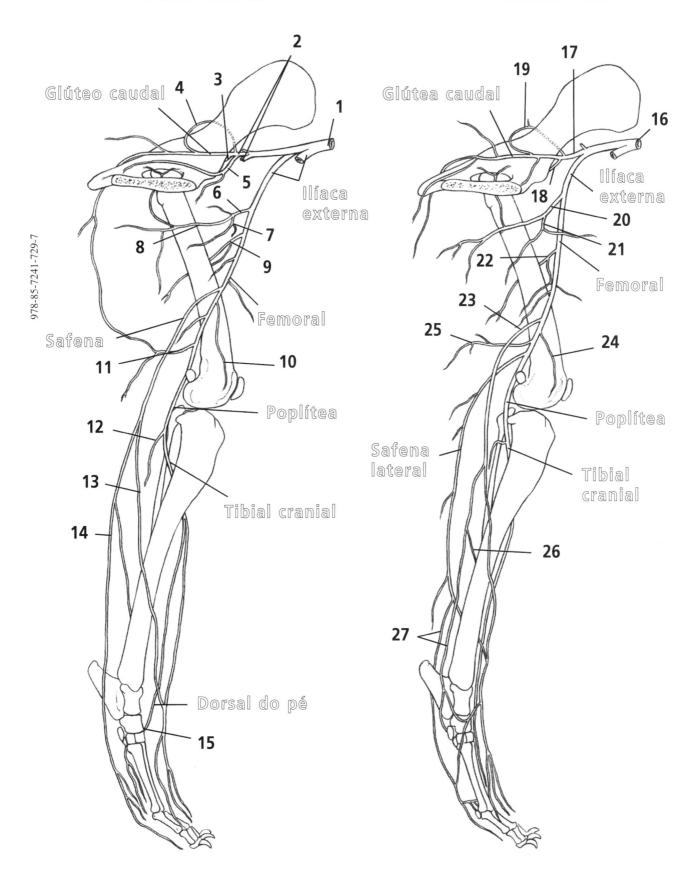

Órgãos do Movimento: Ossos, Articulações e Músculos

Músculos do Pescoço e do Dorso

PRANCHA 35

Figura 1 – Sistemas de músculos epaxiais. Vistas laterais.

Usando três cores diferentes, preencha os diagramas (m= músculo[s]):

    I. **Sistema muscular iliocostal** – Grupo muscular lateral
        1. M. iliocostal lombar
        2. M. iliocostal torácico

   II. **Sistema muscular longuíssimo** – Grupo muscular intermediário
        3. M. longuíssimo torácico e lombar
        4. M. longuíssimo do pescoço
        5. M. longuíssimo da cabeça

  III. **Sistema muscular transverso-espinal**
        6. M. espinais e semi-espinais
        7. M. esplênio (cortado e rebatido)
        8. M. semi-espinal cervical – Formado pelos dois músculos a seguir
          a. M. biventer cervical
          b. M. complexo
        Músculos rotatores e multífidos – não vistos aqui; mais profundos, entre as vértebras

Os músculos epaxiais se localizam dorsalmente aos processos transversos das vértebras. Trabalhando juntos, eles estendem o pescoço e o dorso; em um lado, produzem o movimento lateral. Os músculos hipaxiais estão localizados ventralmente em relação aos processos transversos e aos corpos das vértebras.

Figura 2 – Músculos sublombares (ventrais às três últimas vértebras torácicas e às vértebras lombares).
Vista ventral dos músculos no lado esquerdo. Também considerados músculos do membro pélvico.
    1. M. quadrado lombar – Fixa a coluna vertebral lombar
    2. M. psoas menor – Flexiona a coluna vertebral lombar
    3. M. psoas maior
    4. M. ilíaco – Esse músculo e o **psoas maior** fundem-se para formar o **m. iliopsoas**, o flexor primário do quadril. Se o fêmur está fixo, ele flexiona a coluna vertebral. Se o membro pélvico é estendido caudalmente, o tronco é puxado caudalmente

Músculos do Pescoço e do Dorso **Prancha 35**

Figura 1 –

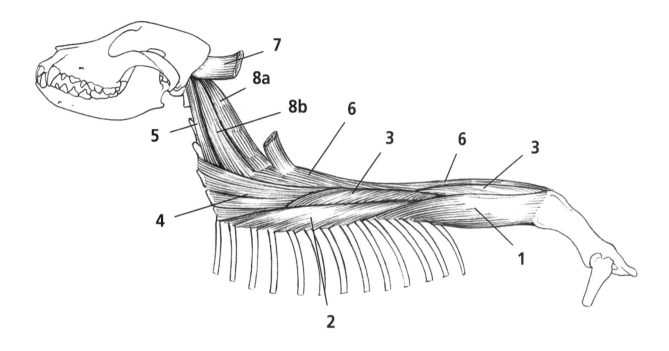

Figura 2 –

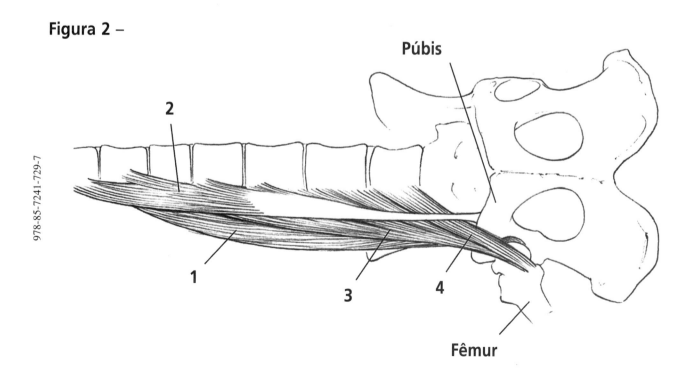

Órgãos do Movimento: Ossos, Articulações e Músculos

Cauda

PRANCHA 36

Figura 1 – Músculos da cauda.

Localize e pinte os músculos.

O movimento de elevação (cauda estendida) da cauda é realizado pelos **músculos sacrocaudais dorsais medial** e **lateral**; o abaixamento (cauda flexionada) é realizado pelos **músculos sacrocaudais ventrais medial** e **lateral**; a cauda é flexionada lateralmente ("balançada") pelos **músculos intertransversais da cauda**, **elevador do ânus** e **coccígeo**.

Figura 2 – Tipos de cauda. Pinte as caudas e seus nomes

Tipo de cauda	*Exemplos*
Cauda longa (inserção alta)	Muitos *terriers*. Nesse caso a cauda é curta, pois se realiza a caudectomia
Cauda curta	Old English Sheepdog, Doberman Pinscher Nesse caso, a cauda já é curta naturalmente ou pela realização da caudectomia
Cauda em forma de pluma	Collie, Setter Inglês
Cauda de raposa	Husky Siberiano, Pug
Cauda de lontra	Labrador Retriever
Cauda com extremidade em anel	Afghan Hound
Cauda com formato de saca-rolhas	Bulldogue, Boston Terrier
Cauda caída	Pequinês
Cauda em forma de foice	Otter Hound
Cauda em forma chicote	Dachshund

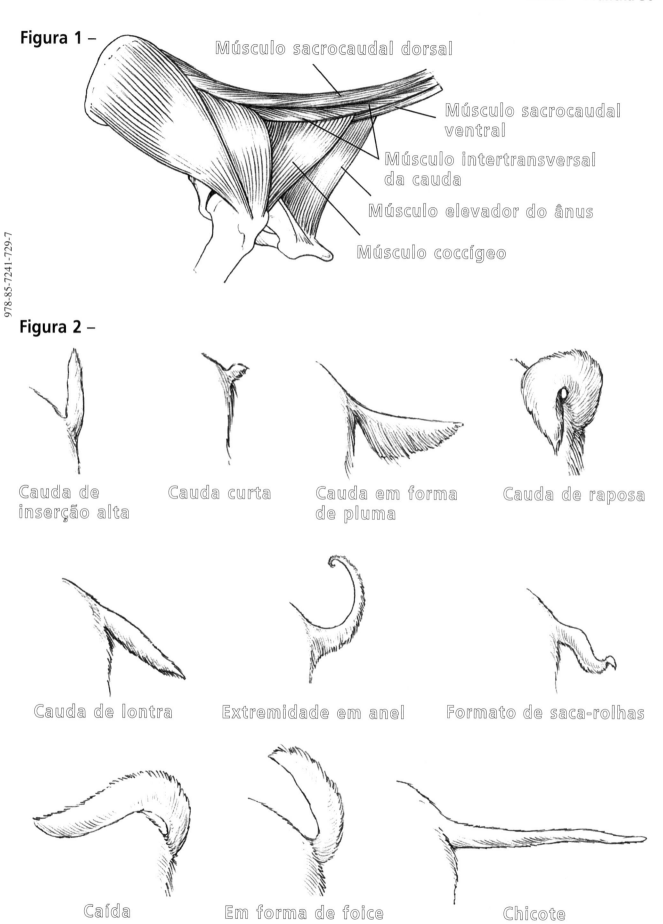

Órgãos do Movimento: Ossos, Articulações e Músculos

Conformação do Membro Torácico*

PRANCHA 37

Pinte as linhas tracejadas de **p** (proximal) a **d** (distal).

A. Vistas craniais

Uma linha traçada da ponta do ombro (meio da articulação do ombro) até o chão divide um membro torácico de **conformação normal (reta)**.

Na **conformação de base estreita (muito estreita na frente)**, os pés estão em geral direcionados lateralmente (para fora), o então conhecido "**pés leste-oeste**".

Cotovelos lateralmente projetados com os pés muito afastados são vistos na **conformação de base larga (para fora nos cotovelos)**.

Na **conformação de frente**, os cotovelos são projetados lateralmente, o antebraço desliza medialmente (para dentro), e as quartelas e os pés são direcionados lateralmente. Essa conformação causa uma tensão excessiva no lado medial do carpo.

B. Vistas laterais

Lateralmente, uma linha traçada do meio da espinha, da escápula até o chão, em um membro torácico de **conformação normal (reta)** divide o membro até a região do carpo e, então, passa apenas sobre a região plantar (atrás) do pé até o chão.

Na **conformação acima do punho**, o carpo se dobra dorsalmente (para frente), levando o metacarpo a desviar-se com a face palmar para trás.

A **conformação abaixo da quartela** é muito semelhante ao coxim inclinado visto em raças como o Pastor Alemão.

A saúde dos órgãos de locomoção de um cão reflete-se geralmente na conformação dos membros. O reconhecimento das variações na conformação dos membros é útil, não apenas para julgamentos em exposições de cães, mas também para potencializar a *performance* em eventos esportivos como corridas e trilhas em campos.

---

* **N do T.:** Nesta obra, a extremidade do membro torácico (mão) denomina-se pé.

Conformação do Membro Torácico **Prancha 37**

A

Normal

Conformação de base estreita

Conformação de base estreita e "pés leste-oeste"

Conformação de base larga

Conformação de frente

B

Conformação normal

Conformação acima do punho

Conformação abaixo da quartela

Órgãos do Movimento: Ossos, Articulações e Músculos

Conformação do Membro Pélvico

PRANCHA 38

Pinte as linhas tracejadas de **p** (proximal) a **d** (distal) em cada um dos desenhos.

Caudalmente, uma linha traçada da tuberosidade isquiática até o plano de apoio divide um **membro normal**. Na **conformação em "jarrete de vaca"**, a face medial de cada jarrete apresenta-se em tensão excessiva. Na **conformação em "perna curvada para fora"** (perna valga), a tensão ocorre na face lateral e plantar do jarrete.

Em uma vista lateral dos **quartos traseiros normalmente angulados**, uma linha é traçada da tuberosidade isquiática até o plano de apoio, cranialmente aos dedos e, no caso de **joelhos retos**, essa linha toca os dedos. Essa conformação promove tensão sobre a tróclea do fêmur no movimento da patela.

Conformação do Membro Pélvico **Prancha 38**

Vistas caudais

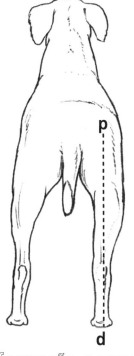
Conformação normal

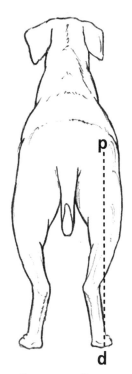
Conformação em "jarrete de vaca"

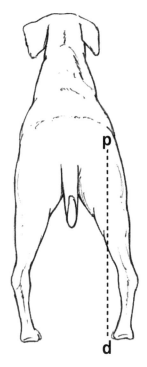
Pernas curvadas para fora

Vistas laterais

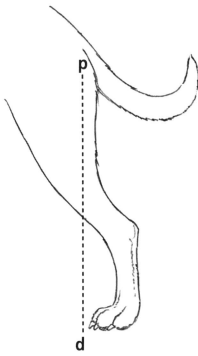
Conformação normal

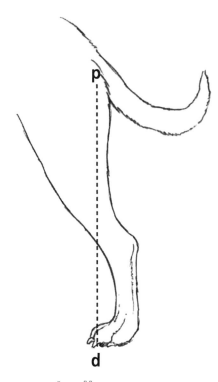
Joelhos retos

Cabeça

Cabeça

Crânio e Ossos Associados

PRANCHA 39

Figura 1 – Vista lateral do crânio, da mandíbula e do aparelho hióide.
Figura 2 – Vista dorsal do crânio.

Pinte os ossos que estão nomeados.
Sublinhe as seguintes partes dos ossos, identificando-as nos desenhos.

1. **Protuberância occipital externa**
2. **Crista nucal**
3. **Côndilo occipital**
4. **Processo jugular**
5. **Bula timpânica**
6. **Meato acústico externo**
7. **Arco zigomático**
8. **Processo coronóide (da mandíbula)**

9. **Articulação temporomandibular**
10. **Processo angular**
11. **Forame mandibular** (lado medial)
12. **Forame mentoniano**
13. **Forame infra-orbital**
14. **Crista sagital**
15. **Processo zigomático**
16. **Fissura palatina**

Como as suturas são articulações fibrosas que se ossificam com a idade, as junções entre a maioria dos ossos do crânio se tornam indistintas.

A extremidade interna do **meato acústico externo** é coberta pelo tímpano (membrana timpânica). A **bula timpânica** cobre a orelha média, e a orelha interna está contida na parte petrosa do **osso temporal**.

O **aparelho hióide** é formado por nove ossos pequenos e duas cartilagens que se ligam ao crânio. Esse arranjo dos ossos une o crânio à cartilagem tireóide da laringe e à base da língua, na qual o osso basiióide está fixado.

Crânio e Ossos Associados **Prancha 39**

Figura 1 –

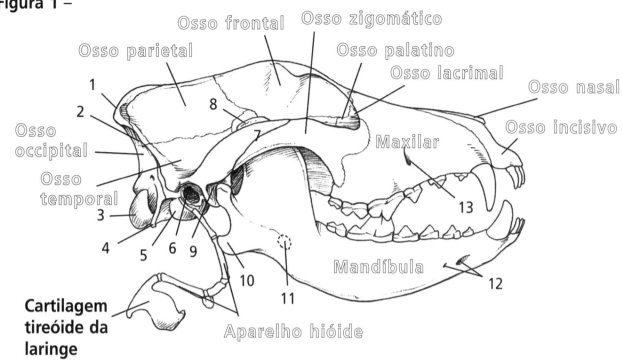

Figura 2 –

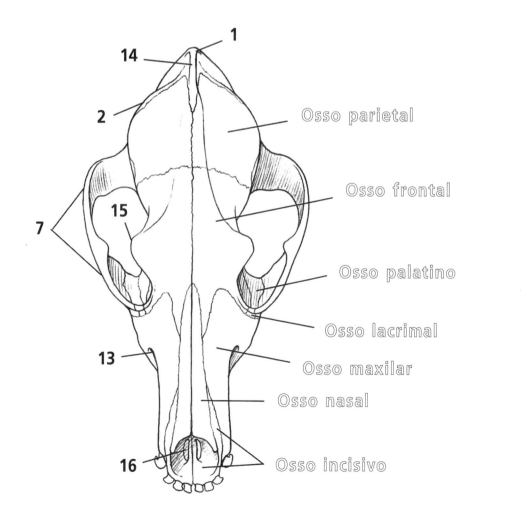

Cabeça

Cavidades e Aberturas do Crânio

PRANCHA 40

Figura 1 – Vista ventrolateral do crânio.
Figura 2 – Secção (corte) sagital (paralela ao plano mediano) do crânio para a esquerda do septo nasal.
Figura 3 – Contorno dos seios paranasais a partir do exterior.

Pinte os nomes, os ossos e as cavidades indicadas.
Sublinhe as seguintes estruturas e aberturas, idenficando-as pelos números nos desenhos:

1. **Forame magno**
2. **Côndilo occipital**
3. **Canal do nervo hipoglosso**
4. **Fissura timpanoccipital**
5. **Bula timpânica**
6. **Forame estilomastóide**
7. **Forame retro-articular**
8. **Forame oval**
9. **Forame alar rostral**

10. **Fissura orbitária**
11. **Canal óptico**
12. **Coana**
13. **Fissura palatina**
14. **Processo tentório**
15. **Meato acústico interno**
16. **Canal condilar**
17. **Lâmina cribiforme**
18. **Cavidade nasal**

Os vasos sangüíneos e nervos cranianos passam através dos <u>forames</u>, dos canais e das fissuras do crânio. A <u>medula</u> <u>espinal</u> e os vasos sangüíneos deixam a **cavidade cranial** por meio do **forame magno**.

A **coana** é a abertura caudal de cada uma das metades da **cavidade nasal**. As metades direita e esquerda (fossas nasais) dessa cavidade são separadas pelo **septo nasal**, uma divisão óssea, cartilaginosa e membranosa.

Os <u>seios</u> <u>paranasais</u> são cavidades, delineadas por uma membrana mucosa, que se abrem dentro de cada lado da **cavidade nasal**. O **seio maxilar** não é um seio verdadeiro porque não está totalmente envolto pela maxila. Uma <u>glândula</u> <u>nasal</u> <u>lateral</u> está localizada na membrana mucosa do seio maxilar. Seu ducto desemboca no <u>vestíbulo</u> <u>nasal</u>, logo antes da <u>narina</u> (ver Prancha 43).

Cavidades e Aberturas do Crânio   **Prancha 40**

Figura 1 –

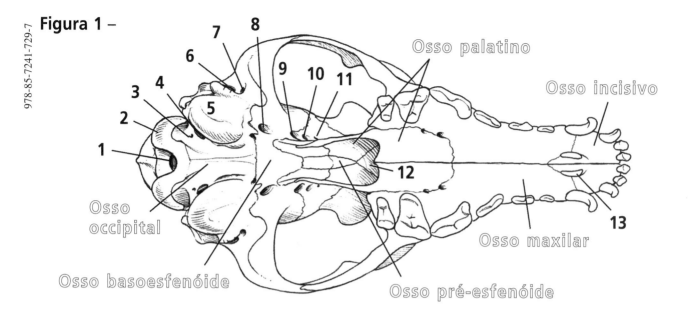

Figura 2 –

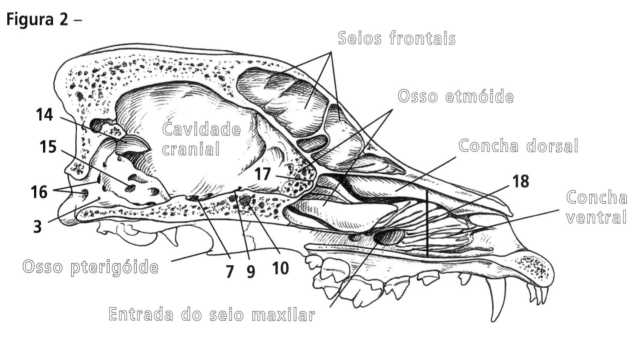

Figura 3 –

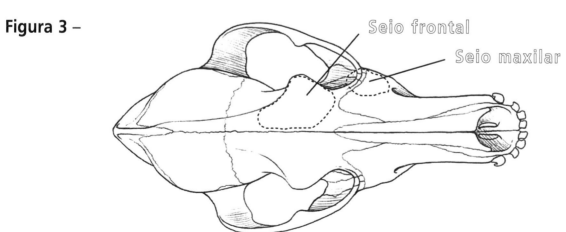

Cabeça

Tipos de Crânio

PRANCHA 41

A grande diversidade nas formas das cabeças dos cães tem sido usada como base para a classificação das várias raças caninas.

Pinte os nomes dos três tipos de crânio e as setas que indicam o **"stop"**.

Um "stop" é um degrau dorsoventral na junção do osso frontal com o maxilar e a mandíbula e os dois ossos nasais. Essa junção e o tamanho e a forma dos seios determinam a extensão do "stop".

Um **crânio dolicocéfalo** forma a base da cabeça longa e estreita do Greyhound, do Borzoi e do Collie. O "stop" reto de um crânio dolicocéfalo é difícil de ser visto. Observe que o dente incisivo superior (o dente mais rostral) sobrepõe ligeiramente os incisivos inferiores, formando a tão conhecida mordida em tesoura. Há um evidente braquignatismo ou boca de papagaio nesse tipo de crânio.

O **crânio mesaticéfalo** é o tipo mais comum de crânio, ocorrendo em várias cabeças caninas. Um "stop" liso, inclinado e até mesmo pronunciado pode ser observado em um crânio mesaticéfalo. Os ossos frontais são elevados em raças como o Pointer e o Newfoundland, dando à cabeça um "stop" evidente. A curva dorsal dos ossos nasais do maxilar e da mandíbula, em suas junções com os ossos frontais, elimina o "stop" nas cabeças do Bedlington Terrier e do Bull Terrier.

Um **crânio braquicéfalo** é típico de raças de cara curta, como Bulldog Inglês, Pequinês, Pug e Boston Terrier. "Stops" extremamente profundos ocorrem nessas cabeças. Observe que o dente incisivo inferior se estende um pouco rostralmente em relação aos incisivos superiores nesses espécimes. Há uma tendência de mordida acentuada nessas raças, em decorrência de uma condição denominada prognatismo. Outros defeitos observados em algumas cabeças braquicefálicas são as bocas tortas, em que a mandíbula é girada para um lado e a língua é pendida/pendurada para o outro; a língua é muito longa para ficar retida na boca.

Tipos de Crânio **Prancha 41**

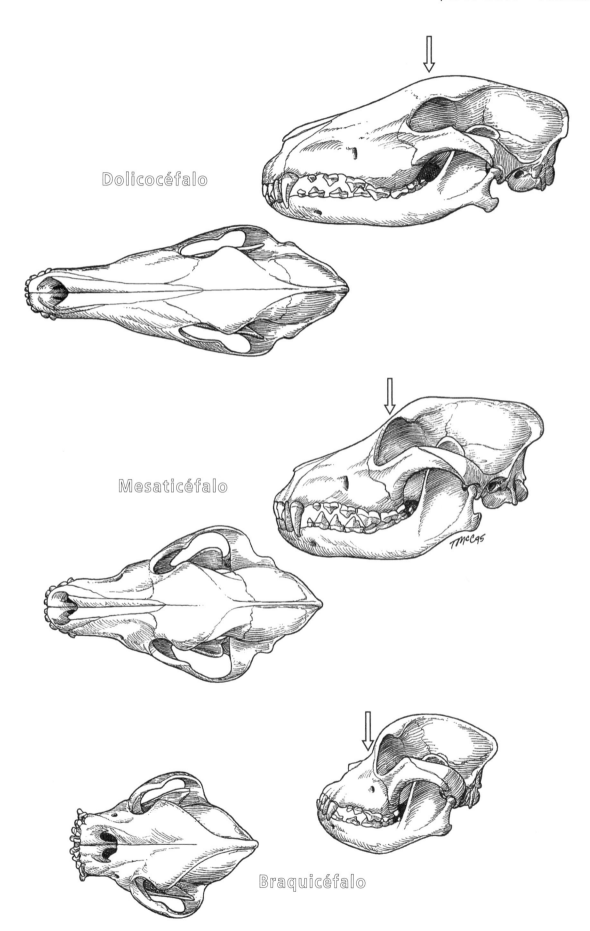

Cabeça

Olhos e Estruturas Oculares Acessórias

PRANCHA 42

Figura 1 – Olho visível e estruturas acessórias. O contorno das estruturas mais profundas está desenhado.
Figura 2 – Curso do escoamento das lágrimas. As estruturas envolvidas foram traçadas.
Figura 3 – Secção sagital do olho.

Sublinhe cada **termo em negrito** (a seguir) em cores diferentes. Depois, pinte a estrutura legendada no desenho com a mesma cor.

1. Reflexão da **conjuntiva** – Revestimento da pálpebra e do olho anterior. Pinte a linha pontilhada.

2. **Glândula lacrimal** – Secreta a lágrima.

3. **Comissura lateral** – Junção das pálpebras.

4. **Esclera** – "Branco do olho" fibroso.

5. **Íris** – Olhando através da córnea (C). Músculos controlam o tamanho da pupila.

6. **Pupila** – Abertura na íris.

7. **Aberturas das glândulas tarsais** – Pontos. Pálpebra inferior puxada para baixo.

8. **Terceira pálpebra** – Contorno da cartilagem.

9. **Glândula da terceira pálpebra** – Secreta a lágrima.

10. **Carúncula lacrimal** – Uma elevação.

11. **Ponto lacrimal** – Abertura na pálpebra.

12. **Canalículo lacrimal**.

13. **Saco lacrimal**.

14. **Ducto nasolacrimal**.

15. **Ponto nasal do ducto nasolacrimal**.

16. **Coróide** – Camada vascular.

17. **Tapete lúcido** – Região refletora na coróide.

18. **Músculos externos do olho**.

19. **Nervo óptico**.

20. **Vasos sangüíneos para a retina**.

Pinte o feixe de luz (*seta*) que passa através das partes transparentes do olho: **córnea (C)**, **câmara anterior (A)**, **câmara posterior (P)**, **lente (L)**, **câmara vítrea (V)** e **retina (R)**. O humor aquoso líquido preenche as câmaras anterior e posterior; o corpo vítreo gelatinoso preenche a câmara vítrea. A córnea e a lente desviam os raios de luz, focando-os na retina. Quando a luz atinge as células fotorreceptoras na retina, inicia-se uma série de impulsos nervosos que chegam ao cérebro por meio das fibras nervosas no nervo óptico.

Os cães são parcialmente cegos para cor, enxergando apenas o azul e o amarelo. Eles enxergam sob baixa luminosidade em virtude da função refletora do **tapete lúcido**, o que aumenta a função da retina. Uma luz brilhante direcionada para o olho do cão é refletida pelo tapete lúcido, fazendo o olho brilhar. A cor do reflexo tapetal varia de acordo com a cor da pelagem (por exemplo, é verde em Labradores Retrievers pretos; amarelo em Cocker Spaniels beges). O reflexo é azul em filhotes, pois o olho não está totalmente desenvolvido até os seis a oito meses de idade. Os olhos de um cão com um tapete lúcido anormal refletem a cor vermelha.

Olhos e Estruturas Oculares Acessórias **Prancha 42**

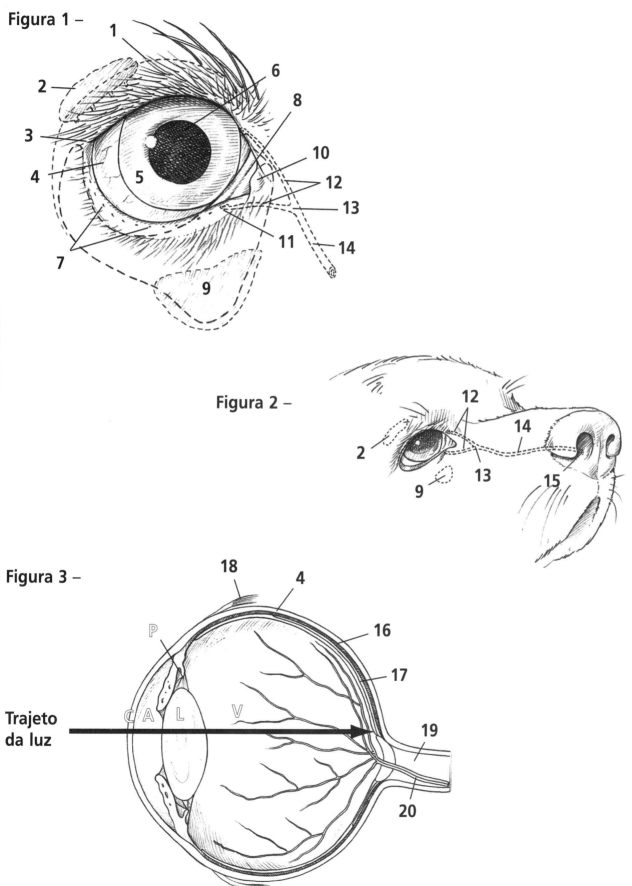

Cabeça

Nariz

PRANCHA 43

Figura 1 – (A) Nariz externo normal. (B) Extrema variação braquicefálica.
Figura 2 – Cartilagens nasais. Pinte cada uma das três cartilagens de cores diferentes.
Figura 3 – Distribuição dos nervos olfatórios na membrana mucosa do septo nasal e dos etmoturbinados. Vista sagital. Parte do septo nasal ósseo foi removida para expor os etmoturbinados esquerdos.

Sublinhe com cores diferentes os nomes a seguir e pinte-os na prancha.

1. **Etmoturbinados**
2. **Lâmina crivosa do bulbo etmóide**
3. **Bulbo olfatório direito do cérebro**
4. **Fibras do nervo olfatório**
5. **Nervo etmoidal**
6. **Septo nasal**
7. **Cartilagens nasais**
8. **Osso nasal**
9. **Ducto incisivo**
10. **Órgão vomeronasal**
11. **Nervos vomeronasais**
12. **Processo palatino do maxilar**

Complexas cartilagens nasais e músculos inseridos mudam a forma da narina. Não há pêlos nem glândulas na pele normalmente pigmentada. O nariz "saudável" é mantido úmido pelas secreções das glândulas lacrimal e nasal lateral (ver Prancha 66). Essas secreções umedecem o ar inspirado e dissipam o calor quando o cão ofega (arfa). O padrão das saliências na pele espessa, nesse caso, é único para cada cão. Portanto, as impressões nasais são similares às impressões digitais do ser humano. Pinte os nomes.

A membrana mucosa olfatória cobre metade dos **etmoturbinados** do labirinto etmoidal, a metade caudal do septo nasal e a maior parte das paredes da cavidade nasal caudal. Substâncias na mucosa estimulam as células olfatórias. Suas **fibras nervosas** passam através da **lâmina cribiforme** para os **bulbos olfatórios** do cérebro. O **nervo etmoidal** sensibiliza-se pela irritação e provoca o espirro. O olfato de um cão é centenas de vezes mais sensível que o dos humanos. O olfato de um Bloodhound é milhares de vezes mais sensível.

Os odores de feromônios produzidos por motivos específicos (características individuais) ou durante o cio (estro) nas fêmeas são detectados pelos neurônios olfatórios em cada órgão vomeronasal (órgão de Jacobsen). Sustentado por uma calha de cartilagem, esse tubo de membrana mucosa olfatória se abre em um **ducto incisivo**, que por sua vez se abre dentro da cavidade nasal e próximo à papila incisiva da cavidade oral. Na resposta de _flehmen_ em um cão macho, a língua lambe rapidamente o palato duro, o lábio superior se enrola e os dentes incisivos se separam ligeiramente. Isso força o rolamento do muco de feromônio para dentro dos ductos incisivos dos órgãos vomeronasais.

Nariz **Prancha 43**

Figura 1 –

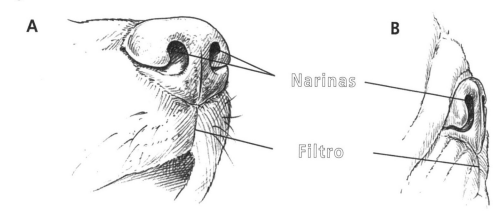

Figura 2 –

Vista lateral

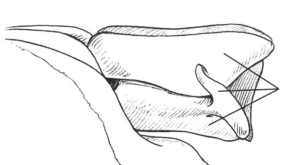

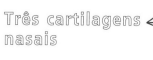

Vista rostral

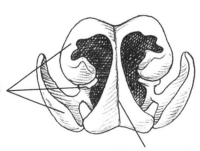

Figura 3 –

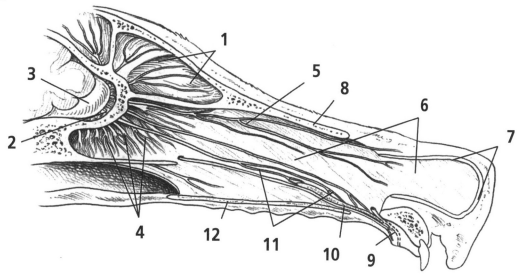

Cabeça

Orelha

PRANCHA 44

Figura 1 – Orelha externa. Desenho de uma dissecação expondo o canal auditivo.
Figura 2 – Orelha média e orelha interna. Desenho esquemático do osso temporal mostrando os ossículos auditivos (**martelo**, **bigorna** e **estapédio**) da orelha média; e a **cóclea**, os **canais semicirculares**, o **utrículo** e o **sáculo** da orelha interna.

Pinte os nomes no desenho e as estruturas onde for apropriado.

A **aurícula** assume várias formas e tamanhos nas diferentes raças caninas. Os músculos auriculares (da orelha) agem independentemente de cada lado da cabeça, direcionando a aurícula para o som. Observe a dobra/curva entre o **canal auditivo vertical** e o **canal auditivo horizontal**. A pele que reveste o canal auditivo contém várias glândulas apócrinas e sebáceas. A combinação de suas secreções forma um cerúmen (cera de ouvido) amarronzado e seco. Quando o canal auditivo está inflamado por ácaros de orelha ou uma infecção, a secreção aumenta e se torna mais líquida.

Uma **tuba auditiva** estende-se da nasofaringe até a orelha média, e serve para equalizar a pressão em cada lado do tímpano.

As ondas sonoras no canal auditivo vibram o **tímpano**. O **martelo** (parcialmente encravado no tímpano), a **bigorna** e o **estapédio** propagam as vibrações, transmitindo-as para um líquido na orelha interna. Essas vibrações movem as membranas na **cóclea** que estimulam as células ciliadas, produzindo impulsos nervosos que são levados ao cérebro por meio do nervo vestibulococlear. A cóclea do cão é maior que a do homem. A audição do cão é muito mais sensível que a do homem. Os limites de freqüência de ondas sonoras audíveis para o homem estão entre 20 e 20.000 ciclos por segundo. Nos cães, o limite superior é de 40.000 ciclos por segundo. Freqüências emitidas por um assobio estão acima do limite superior da audição humana, mas abaixo do limite superior do cão.

Algumas vezes, um filhote de raça branca, por exemplo, um Dálmata, ou um filhote com a cabeça predominantemente branca nasce surdo. A perda da audição é comum em cães velhos. A audição de um cão pode ser testada de forma precisa.

Três **ductos semicirculares** (dentro dos canais ósseos) dispostos a aproximadamente 90° em relação ao outro contêm um líquido que estimula uma região sensitiva em cada canal. Essas regiões são estimuladas por mudanças na posição da cabeça. Áreas sensitivas no **utrículo** e no **sáculo** são estimuladas por aceleração linear positiva e negativa. Impulsos nervosos dessas regiões sensitivas no vestíbulo da orelha interna chegam ao cérebro por meio do nervo vestibulococlear.

Orelha **Prancha 44**

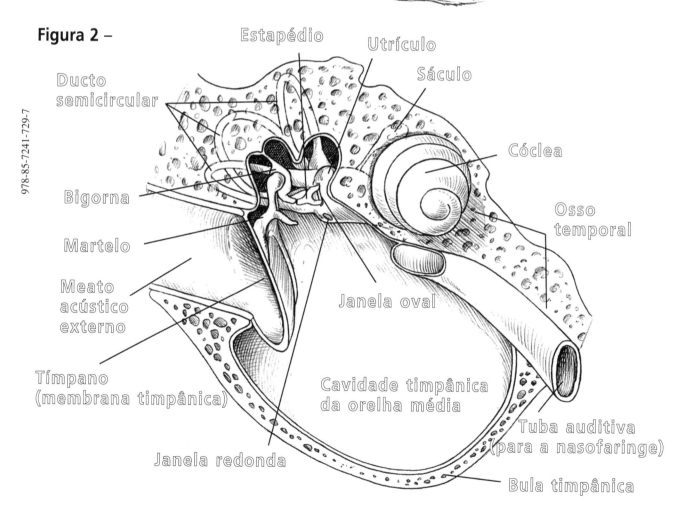

Cabeça

Tipos de Orelha Externa

PRANCHA 45

A cartilagem auricular assume várias formas e tamanhos em diferentes raças caninas. Há basicamente três tipos de aurícula: **orelhas eretas (empinadas)**, **orelhas semi-eretas (semi-empinadas)** e **orelhas pendulosas (caídas)**. A posição e o talhe das orelhas são influenciados pela forma da cabeça e pela tensão que exercem os músculos auriculares fixados na cartilagem. A quantidade de pêlos também influencia na forma e no porte da orelha.

Nos desenhos referentes aos tipos de orelhas externas, pinte cada nome com cores diferentes, colorindo as orelhas indicadas com a mesma cor.

A otite externa é a inflamação da orelha externa, em especial do canal auditivo. As causas de otite externa variam. Vários tipos de bactérias, fungos e leveduras que podem até ser encontrados em orelhas saudáveis são capazes de provocar doenças. Ácaros de orelha, corpos estranhos e traumas ao canal auditivo são outras causas de inflamação. Grama e sementes são corpos estranhos comumente encontrados no canal auditivo. Embora a otite externa possa ocorrer em todos os tipos de orelhas, raças com orelhas longas e pendulosas (caídas) são atingidas com mais freqüência. As pontas das orelhas eretas são alvo de inflamação provocada por picadas de moscas.

Tipos de Orelha Externa   **Prancha 45**

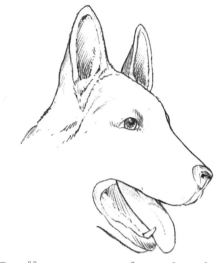

Orelhas eretas (empinadas)

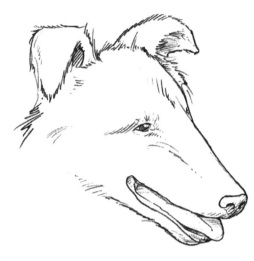

Orelhas semi-eretas (semi-empinadas)

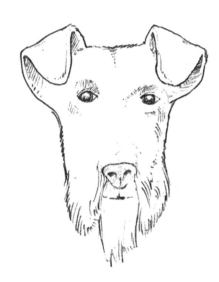

Orelhas em botão

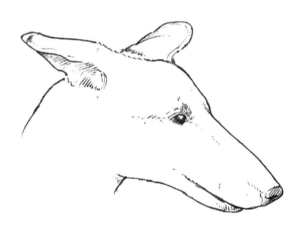

Orelhas "voadoras"

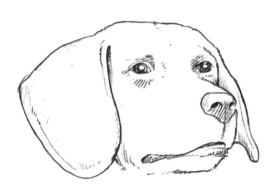

Orelhas pendulosas (caídas)

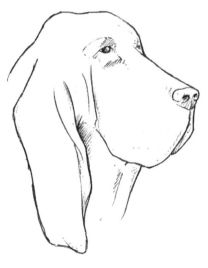

Orelhas pendulosas, pregueadas e curvadas

Cabeça

Estruturas Laterais da Cabeça

PRANCHA 46

Figura 1 – Principais músculos superficiais. Os músculos platisma e esfíncter superficial do pescoço foram removidos.
Figura 2 – Veias e nervos superficiais. Glândulas salivares.

Sublinhe cada **nome em negrito** com lápis colorido. Depois, localize e pinte a estrutura legendada nos desenhos com a mesma cor. Use azul para as veias; e amarelo para os nervos.
m. = músculo(s); n. = nervo; v. = veia.

1. **M. mental**
2. **M. orbicular da boca** (corte)
3. **M. canino**
4. **M. levantador do lábio superior**
5. **M. levantador nasolabial** (corte)
6. **M. orbicular do olho**
7. **M. zigomático**
8. **M. frontal**
9. **M. zigomaticoauricular**
10. **M. cervicoauriculares**
11. **M. temporal**
12. **Glândula parótida**
13. **Glândula mandibular**
14. **V. jugular externa**
15. **M. parotidoauricular**
16. **Linfonodos mandibulares**
17. **M. masseter**
18. **M. esfíncter profundo do pescoço**
19. **M. bucinador**
20. **V. angular do olho**
21. **Ramo bucal dorsal do n. facial**
22. **V. facial**
23. **Ducto parotídeo**
24. **Ramo bucal ventral do n. facial**
25. **Segundo nervo cervical**
26. **N. auricular magno**
27. **V. maxilar**
28. **V. linguofacial**
29. **Glândula bucal salivar**
30. **Linfonodo bucal**

Estruturas Laterais da Cabeça **Prancha 46**

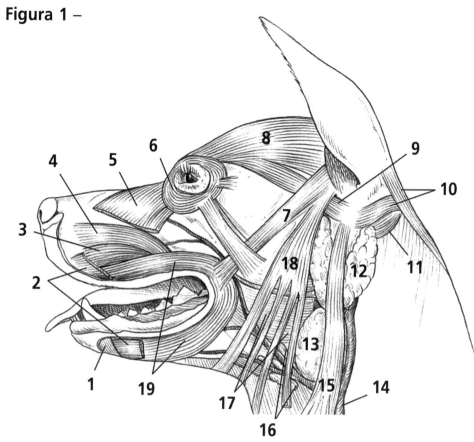

Figura 1 –

Figura 2 –

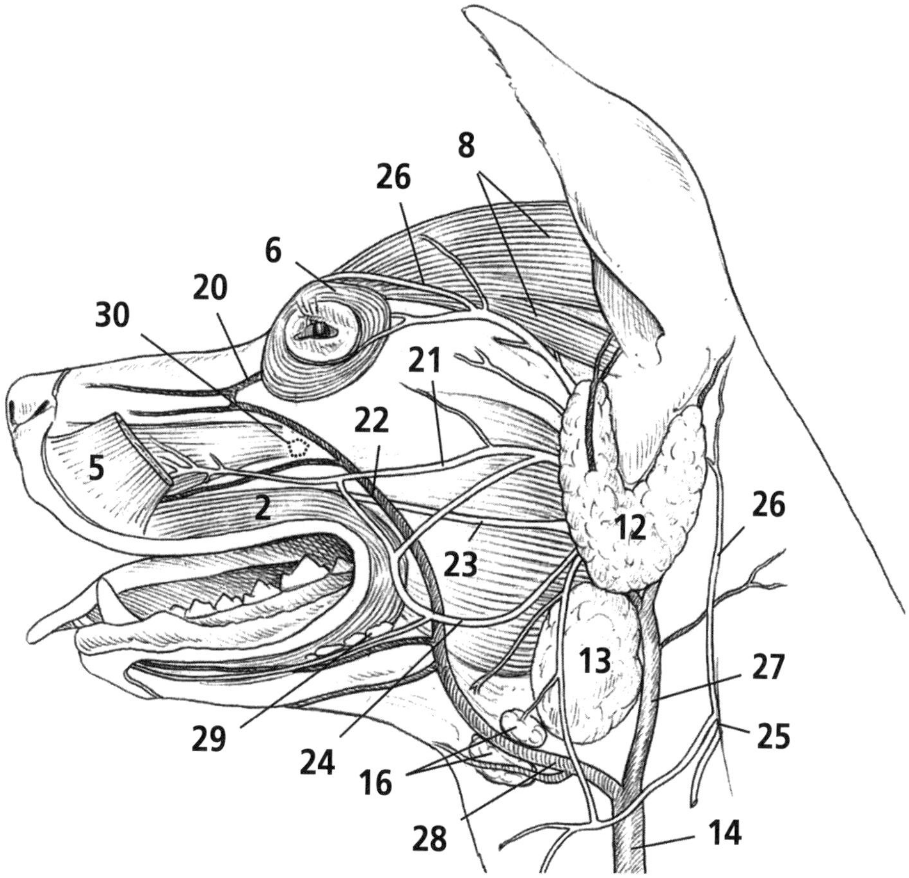

Cabeça

Estruturas Ventrais da Cabeça

PRANCHA 47

Figura 1 – Músculos ventrais superficiais da cabeça.
Figura 2 – Dissecação mais profunda do aspecto ventral da cabeça.

Sublinhe cada **nome em negrito** de uma cor diferente. Depois, localize e pinte o órgão legendado nos desenhos com a mesma cor. m = músculo.

1. **M. esternocefálico**
2. **M. esternoióideo**
3. **Linfonodo retrofaríngeo medial**
4. **Osso basiióide**
5. **M. estiloióideo**
6. **M. digástrico**
7. **M. masseter**
8. **M. miloióideo**
9. **M. esternotireóideo**
10. **Primeiro nervo cervical**
11. **Nervo laríngeo cranial**
12. **Nervo hipoglosso**

13. **Artéria lingual**
14. **M. hioglosso**
15. **M. estiloglosso**
16. **M. genioióideo**
17. **M. genioglosso**
18. **Artéria carótida comum**
19. **Tronco vagossimpático**
20. **Glândula mandibular**
21. **Glândula sublingual**
22. **Ducto sublingual maior**
23. **Ducto mandibular**

De significância especial, na Figura 2 destacam-se o **nervo hipoglosso**, a inervação motora dos músculos da língua, a **artéria lingual** e as **glândulas mandibular** e **sublingual** com seus ductos. O **tronco nervoso vagossimpático** (ao lado da **artéria carótida comum**) carrega as fibras do nervo autônomo para e da cabeça. (Ver também Prancha 80.)

Estruturas Ventrais da Cabeça **Prancha 47**

Figura 1 –

Figura 2 –

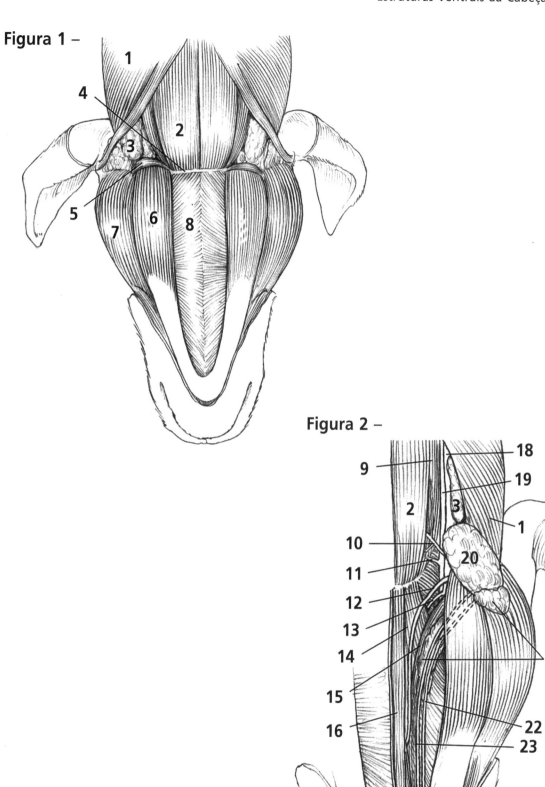

Sistema Digestório

Sistema Digestório

Dentes

PRANCHA 48

Figura 1 – Dente permanente em um crânio mesaticéfalo.

Sublinhe os nomes e as abreviaturas referentes aos dentes listados a seguir com cores diferentes e pinte os dentes no desenho. A palavra "dente" não é normalmente usada quando se refere a dentes específicos.

I1. Primeiro dente incisivo
I2. Segundo dente incisivo
I3. Terceiro dente incisivo
C. Dente canino
P1. Primeiro dente pré-molar
P2. Segundo dente pré-molar

P3. Terceiro dente pré-molar
P4. Quarto dente pré-molar
M1. Primeiro dente molar
M2. Segundo dente molar
M3. Terceiro dente molar

A <u>fórmula</u> <u>dentária</u> para os <u>dentes</u> <u>permanentes</u> é: **2(I3/3 C1/1 P4/4 M2/3) = 42.**

Observe os dois grandes **dentes carniceiros** – o quarto pré-molar superior e o primeiro molar inferior. Os dentes da arcada dentária superior são laterais àqueles da arcada dentária inferior. O canino inferior morde rostralmente ao canino superior. Os dentes incisivos e caninos são usados para a apreensão; os dentes carniceiros e o resto dos pré-molares são dentes cortantes; a parte distal do primeiro molar inferior e os molares restantes são usados para moer, esmagar.

A fórmula dentária normal para os <u>dentes</u> <u>decíduos</u> é: **2(Di3/3 Dc1/1 Dp3/3) = 28**. A presença ocasional do primeiro molar superior decíduo e a ocorrência regular dos primeiros molares inferiores é relatada em certas raças de cães, construindo a seguinte fórmula: **2(Di3/3 Dc1/1 Dp3/3 Dm (1)/1 = 30 ou 32**.

Figura 2 – Secção longitudinal de um dente simples.

No desenho, sublinhe os nomes e as estruturas legendadas com cores diferentes.

A <u>doença</u> <u>periodontal</u> (ao redor do dente) é a <u>doença</u> mais comum nos cães. A <u>fratura</u> <u>de</u> <u>dente</u> é o segundo problema dentário mais comum. Por causa de seu alinhamento sobreposto, os **dentes carniceiros** são os mais passíveis de serem afetados. A <u>placa</u> de cor clara e mole no dente e na **gengiva** é composta, em particular, de alimento, bactéria e depósitos de saliva. Os minerais na saliva endurecem a placa, transformando-a em **tártaro (cálculo)** que se expande para o **sulco gengival**, irritando a gengiva e provocando <u>gengivite</u>. Isso leva à <u>periodontite</u>. Há multiplicação bacteriana, causando sangramento e perda de tecidos, destruição do **ligamento periodontal** e perda dos dentes. A inflamação se distribui para o **alvéolo dental**, conduzindo à perda óssea e, eventualmente, à perda do dente.

<u>Cáries</u> <u>dentárias</u> (desgaste/apodrecimento do dente) são raras em cães.

Dentes **Prancha 48**

Figura 1 –

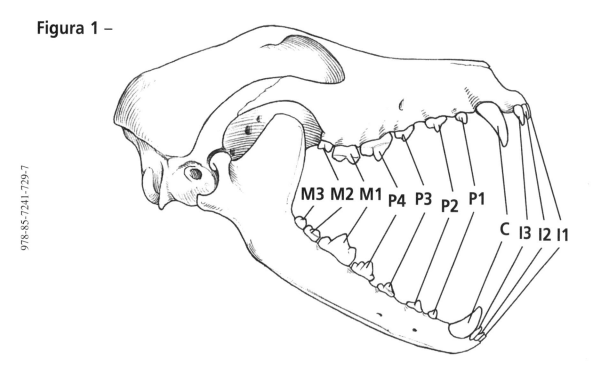

Figura 2 –

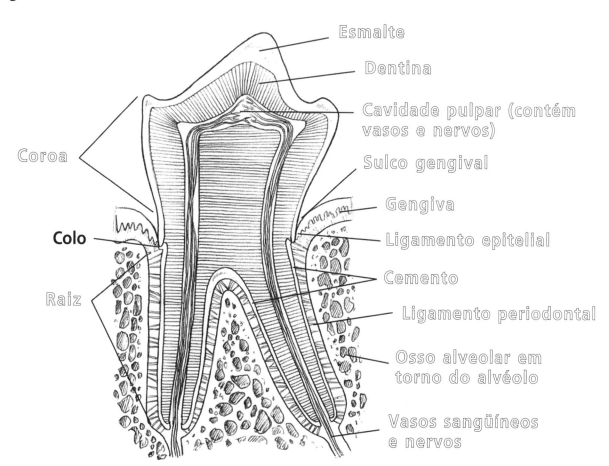

Sistema Digestório

Variações Dentárias

PRANCHA 49

Figura 1 – Comparação dos dentes superiores em uma cabeça de cão mesaticéfalo (A) e em uma cabeça de cão braquicéfalo (B).

Identifique e legende os dentes com cores diferentes, usando as abreviaturas (I1, I2, etc.) apresentadas na Prancha 48. Observe a aglomeração dos dentes e a rotação dos pré-molares na cabeça de um cão braquicéfalo.

Em cabeças de cães extremamente braquicéfalos, os dentes da bochecha (pré-molares e molares) podem estar ausentes em cada lado da arcada dentária. Em raças dolicocéfalas, os dentes da bochecha são mais separados. Em todas as raças, dentes extras podem ser ocasionais. Os dentes extras mais comuns são os incisivos e os pré-molares.

Épocas da Erupção Dentária

Diferentes referências variam nos tempos dados para a erupção dos dentes decíduos e permanentes. Em geral, a erupção dos dentes caninos decíduos acontece entre três e cinco semanas de vida, seguida pelos incisivos decíduos entre quatro e seis semanas. Os pré-molares decíduos (Dp2, 3, 4) erupcionam entre cinco e seis semanas, com o Dp4 possivelmente nascendo uma ou duas semanas depois. Não há Dp1; a erupção do primeiro pré-molar permanente (P1) ocorre do quarto ao quinto mês. Quando presentes, a erupção dos dentes molares decíduos ocorre por volta da oitava semana. Algumas vezes, um dente decíduo, em especial o canino, permanece após a erupção do dente permanente. Esses dentes decíduos persistentes devem ser extraídos. A erupção dos dentes permanentes de um cão normalmente ocorre nas seguintes idades:

- **I1 de 3 a 5 meses.**
- **I2 de 3 a 5 meses.**
- **I3 de 4 a 5 meses.**
- **C de 5 a 7 meses.**
- **P1 de 4 a 5 meses.**
- **P2 de 5 a 6 meses.**

- **P3 de 5 a 6 meses.**
- **P4 de 4 a 5 meses.**
- **M1 de 5 a 6 meses.**
- **M2 de 5 a 6 meses.**
- **M3 de 6 a 7 meses.**

Geralmente, diz-se que um cão possui dentição completa entre seis e sete meses. Os dentes de cães de grande porte, cuja expectativa de vida é menor que a de cães menores, apresentam erupção mais cedo.

Figura 2 – Aparecimento do desgaste em diferentes idades. Observe o desgaste seqüencial das **cúspides** (pequenos pontos), primeiramente nos incisivos inferiores.

Pinte os dentes incisivos e caninos em cada idade com cores diferentes.

Determinar a idade dos cães mediante o desgaste de seus dentes não é muito confiável. Os desenhos aqui apresentados referem-se a cães maiores e mesaticéfalos. Esse método não é válido para determinar a idade de cães pequenos, com mandíbulas projetadas ou retraídas.

Variações Dentárias **Prancha 49**

Figura 1 –

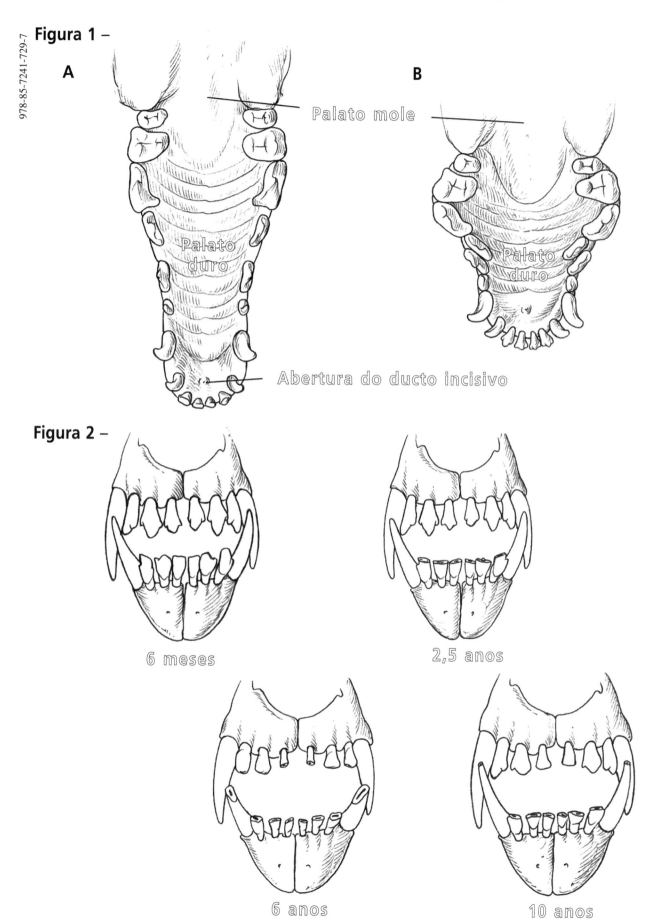

A — Palato mole — B
Palato duro
Abertura do ducto incisivo

Figura 2 –

6 meses — 2,5 anos

6 anos — 10 anos

Sistema Digestório

Glândulas Salivares

PRANCHA 50

Dissecação da cabeça de um cão, em que se observam as principais glândulas salivares e seus ductos. A mandíbula foi removida.

Pinte os nomes no desenho com cores diferentes e pinte os órgãos legendados com a mesma cor.

O **ducto parotídeo** (corte próximo à sua origem neste desenho) atravessa o músculo masseter (Prancha 46) e abre-se no <u>vestíbulo</u> (espaço entre os lábios e as bochechas, e entre os dentes e as bochechas) oposto ao quarto dente pré-molar superior. Ocasionalmente, há uma pequena glândula parótida acessória, e seu ducto se junta ao ducto parotídeo maior. A **glândula zigomática** se localiza logo abaixo da órbita. Um ducto maior e três ou quatro menores compõem os **ductos da glândula zigomática**, os quais se abrem no vestíbulo, caudalmente à abertura do ducto parotídeo. O **ducto mandibular** atravessa o **músculo digástrico** e depois corre junto ao **ducto sublingual maior**, a partir da **parte monostomática** (que possui uma abertura) da glândula sublingual. Os dois ductos passam entre os músculos genioglosso e miloióideo e, posteriormente, são envoltos por uma dobra de membrana mucosa, estendendo-se até suas aberturas na **papila sublingual**. Vários ductos minúsculos da **parte polistomática** (que contém várias aberturas) **da glândula sublingual** terminam na região ventrocaudal do vestíbulo. Várias pequenas <u>glândulas</u> <u>bucais</u> liberam suas secreções na membrana mucosa da bochecha. A língua também contém glândulas salivares.

A secreção da glândula salivar, a <u>saliva</u>, umedece e lubrifica o alimento para auxiliar a mastigação e a deglutição. No cão, a evaporação de saliva abundante, em particular na superfície da língua, tem um efeito de resfriamento do corpo similar à evaporação do suor no homem. As glândulas sudoríparas do cão raramente produzem suor líquido.

Glândulas Salivares **Prancha 50**

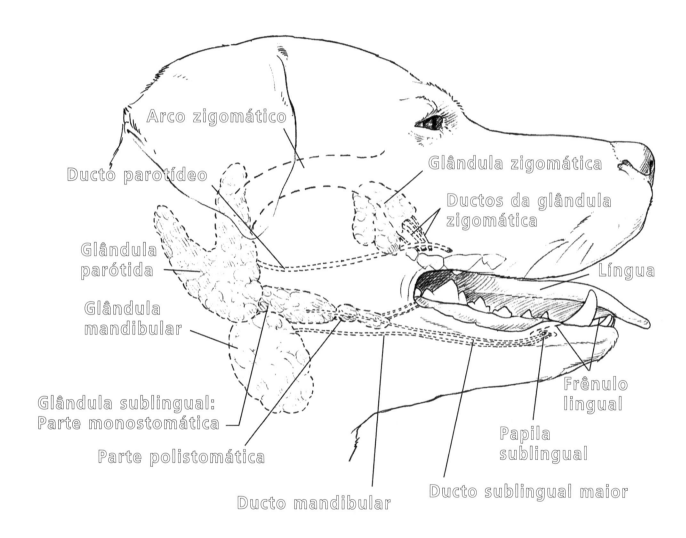

Sistema Digestório

Cavidade Oral, Língua, Faringe e Esôfago

PRANCHA 51

Figura 1 – Vista lateral direita de uma secção sagital da cabeça de um cão.
Figura 2 – Vista dorsal da língua e laringofaringe, traquéia e esôfago dissecados.
Figura 3 – Língua de um filhote.

Pinte cada legenda com cores diferentes e, quando apropriado, pinte a estrutura indicada.

A **faringe** é uma câmara musculomembranosa comum aos tratos digestório e respiratório. Suas três partes são: (1) **orofaringe**, ventral ao palato mole; (2) **nasofaringe**, dorsal ao palato mole, estendendo-se caudalmente às coanas (saídas de cada lado da fossa nasal); e (3) **laringofaringe**, dorsal à laringe e conduzindo ao **esôfago**.

Durante a deglutição, os músculos erguem a **língua**, pressionando a comida e a água contra o **palato duro**. O **palato mole** é elevado. A raiz da língua move-se caudal e dorsalmente de maneira semelhante a um trinco, empurrando a **epiglote** parcialmente para cima da **entrada da laringe**. A _rima glottidis_ (espaço entre as dobras vocais) na laringe é estreita. A pressão exercida pelos músculos faríngeos força o alimento ou água para o exôfago, através do qual o alimento atinge o estômago.

Pinte a linha tracejada que indica o movimento do alimento e da água.

Durante a respiração, o canto livre do palato mole está normalmente (mas nem sempre) abaixo da epiglote, e a entrada da laringe está aberta (Prancha 67).

Dentro do ápice da língua, a **lissa** consiste em tecido adiposo, músculo esquelético e certa quantidade de cartilagem. Antigamente, pensava-se que a lissa era a causa da raiva e, às vezes, era removida para curar a doença. Por coincidência, lissa também é um sinônimo para raiva.

As **papilas valadas**, **folhadas** e **fungiformes** contêm <u>botões gustativos</u>, um complexo de células gustativas (do gosto), células do parênquima e terminações nervosas.

Papilas cônicas, **filiformes** e **marginais** não contêm botões gustativos.

As papilas marginais da língua de um filhote neonato (recém-nascido) auxiliam na sucção. À medida que a dieta muda de leite para comida sólida, as papilas marginais regridem até que não existam mais.

Cavidade Oral, Língua, Faringe e Esôfago **Prancha 51**

Figura 1 –

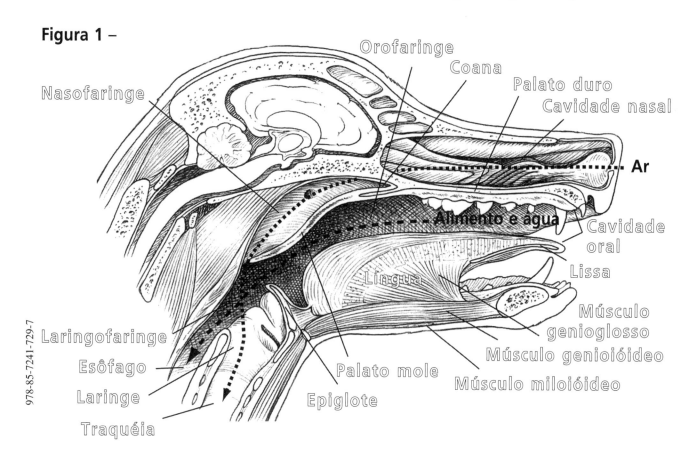

Figura 2 –

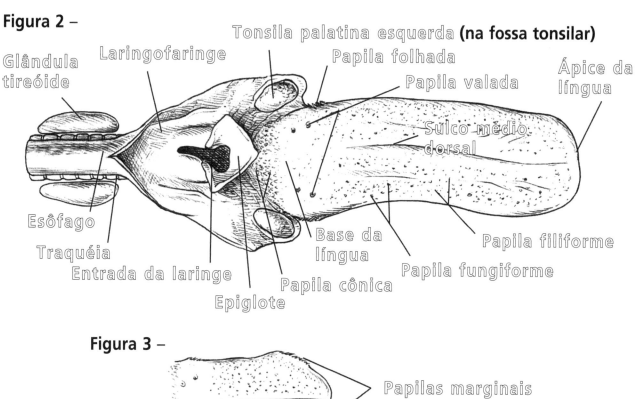

Figura 3 –

Sistema Digestório

Estruturas da Cavidade Abdominal

PRANCHA 52

Figura 1 – A parede abdominal e os músculos torácicos foram removidos nessa vista ventral. O **omento maior**, uma dobra dupla de peritônio (membrana serosa de parte da cavidade pélvica e da cavidade abdominal), envolve os aspectos ventral e lateral das alças do intestino delgado. Uma prega superficial se estende caudalmente da superfície do estômago para perto da bexiga urinária, e depois se reflete como uma obra profunda e retorna em direção cranial, fixando-se novamente no estômago. O espaço entre os dois folhetos (pregas) é denominado bolsa omental. Ela comunica-se com a cavidade peritoneal principal por meio de uma pequena abertura.

Observe os depósitos de gordura (tecido adiposo) presentes, juntamente com pequenos vasos, no omento maior. Pinte a gordura de amarelo. Use linhas vermelhas claras para indicar o resto do omento maior, que é transparente em vida.

Porções menores do omento maior incluem uma extensão para o baço, o ligamento gastroesplênico e uma parte que envolve alguns dos lobos esquerdos do pâncreas.

Grandes quantidades de tecido adiposo se acumulam no omento maior de cães obesos, caracterizando um local de depósito de gordura. O omento maior promove uma função protetora, pois contém células imunes; também auxilia a formação de novos vasos sangüíneos nos tecidos danificados. Uma vez removido, o omento maior não regenera. Entretanto, cães que têm grande parte de seu omento removida permanecem saudáveis.

Figura 2 – O omento maior foi removido, revelando os órgãos que são recobertos por ele. Pinte os nomes e os órgãos indicados.

Estruturas da Cavidade Abdominal **Prancha 52**

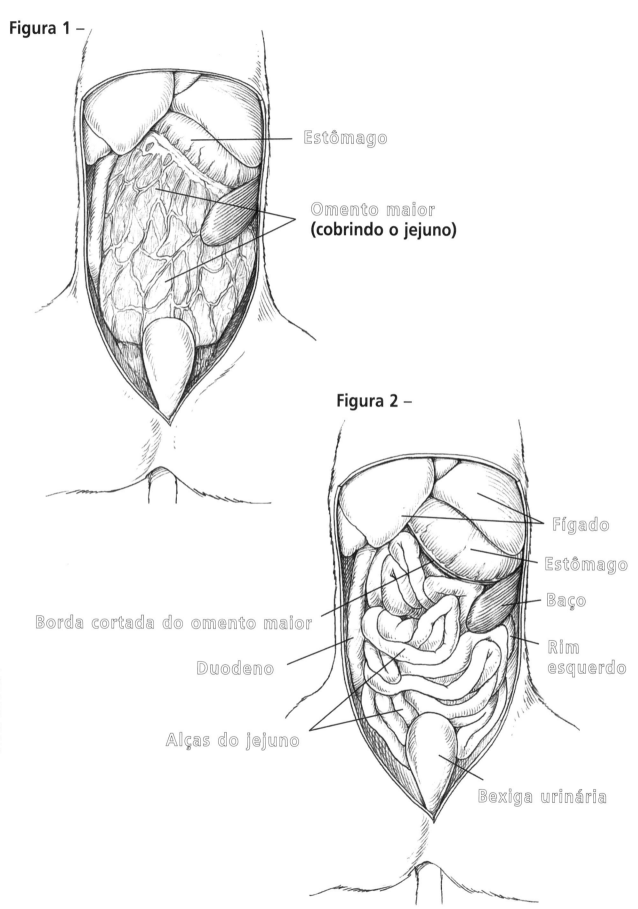

Sistema Digestório

Estômago e Intestino Delgado

PRANCHA 53

Figura 1 – Vista ventral do estômago e do intestino delgado canino.
Figura 2 – Estômago e parte inicial do duodeno, seccionados para expor o revestimento.

Usando cores diferentes, pinte os nomes, as partes e as regiões indicadas pelas linhas. Na Figura 1, o estômago está moderadamente cheio. O tamanho e a forma do estômago variam muito, dependendo da quantidade de alimento (ou gás) que contém. Quando vazio, ele não toca a parede abdominal. Quando cheio, particularmente em filhotes, ele empurra e distende a parede abdominal. Ramos da artéria celíaca correm ao longo de suas curvaturas maior e menor. A drenagem venosa ocorre por meio de ramos tributários da veia porta, dirigindo-se para o fígado.

As glândulas da **região glandular** (propriamente dita) **do estômago** secretam ácido clorídrico e as seguintes enzimas: pepsina (digere proteína) e renina (coalha o leite). As células superficiais de revestimento da <u>membrana</u> <u>mucosa</u> do estômago secretam <u>muco</u> protetor.

O intestino delgado, suspenso pelo <u>mesentério</u> peritoneal, mede 3,5 vezes o comprimento do corpo. O ducto biliar (da vesícula biliar) e o **ducto pancreático maior** se abrem na **papila duodenal maior**; o **ducto pancreático** acessório abre-se na **papila duodenal menor**. A membrana mucosa intestinal secreta enzimas e muco. A membrana mucosa que reveste o estômago e o intestino delgado também produz hormônios. As <u>placas</u> <u>de</u> <u>Peyer</u>, grupos de nódulos linfáticos, são proeminentes no íleo. Ramos da artéria mesentérica cranial irrigam a maior parte do intestino delgado.

O vólvulo e a dilatação gástrica (GDV, *gastric dilatation-volvulus*) são condições em que a <u>dilatação</u> (distensão anormal) leva ao <u>vólvulo</u> (torção); ocorre obstrução da cárdia e do piloro, prejudicando o fluxo sangüíneo e resultando no acúmulo de gás, seguido de processo inflamatório. O GDV ocorre mais freqüentemente em cães de raças grandes que apresentam tórax aprofundado. A deglutição de ar que se acumula no estômago e a superalimentação contribuem para essa condição. Em geral, é indicada correção cirúrgica para esse caso.

A inflamação da mucosa do estômago (<u>gastrite</u>) e do intestino delgado (<u>enterite</u>) pode ser causada por diferentes organismos ou substâncias.

O <u>vômito</u> é uma função natural nos cães. Para prevenir vômitos excessivos provocados por superalimentação, forneça bastante água e alimentação adequada, em pequenas e freqüentes quantidades. Isole um cão excitável dos outros enquanto ele está comendo.

Estômago e Intestino Delgado **Prancha 53**

Figura 1 –

Figura 2 –

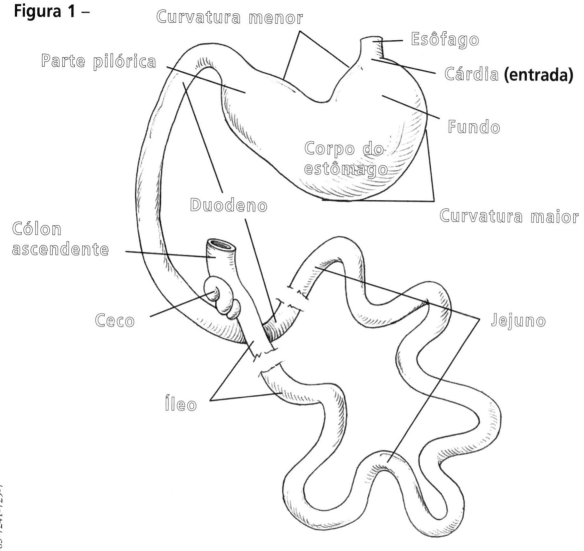

Sistema Digestório

Fígado e Pâncreas

PRANCHA 54

Figura 1 – Face diafragmática do fígado canino.
Figura 2 – Face visceral do fígado canino.
Figura 3 – Vista ventral do pâncreas canino e dos órgãos relacionados.

Pinte os nomes e as estruturas indicadas, usando cores diferentes.
O peritônio cobre o **fígado** e quatro ligamentos peritoniais, estabilizando esse órgão. A face diafragmática está em contato com o diafragma; a face visceral está voltada para as vísceras abdominais. O estômago, o rim esquerdo e o duodeno pressionam firmemente a face visceral.

Dois vasos sangüíneos irrigam o fígado:

- A **veia porta** carrega sangue do estômago, do intestino delgado, do pâncreas e do baço para os sinusóides hepáticos, capilares entre camadas de células hepáticas.
- Os ramos da **artéria hepática** fornecem nutrientes, em especial oxigênio, para as células hepáticas. Ramos das **veias hepáticas** carregam sangue do fígado para a **veia cava caudal**.

O sangue que chega ao fígado contém nutrientes absorvidos, além de substâncias tóxicas as quais são destruídas pelo fígado. Os nutrientes são usados para a produção de muitos componentes essenciais, incluindo o colesterol e a bile. A bile secretada é armazenada na **vesícula biliar** e depois é transportada pelo **ducto biliar** para o **duodeno**, onde ela auxilia a neutralização do ácido e a emulsificação das gorduras, transformando grandes glóbulos de gordura em glóbulos menores.
O **pâncreas** caracteriza-se por "conter duas glândulas em uma", isto é, apresenta as seguintes porções:

- A porção exócrina produz enzimas digestórias, as quais são carregadas para o duodeno por meio dos **ductos pancreáticos**.
- A porção endócrina secreta os hormônios glucagon, insulina e somatostatina, que caem na corrente sangüínea e são transportados para os tecidos do organismo.

Esses hormônios são produzidos por células específicas agrupadas, denominadas ilhotas pancreáticas (ilhotas de Langerhans). O glucagon mobiliza o açúcar do sangue do fígado; a insulina diminui a glicemia; a somatostatina inibe a liberação do hormônio do crescimento pela glândula pituitária e reduz as contrações do músculo liso nos intestinos e na vesícula biliar.

A inflamação do fígado é denominada hepatite, uma doença que é provocada, principalmente, por vírus, embora outros fatores possam originá-la (-ite = inflamação de).

A inflamação do pâncreas é denominada pancreatite, uma doença que ocorre pela autodigestão do órgão por suas próprias enzimas. Pode ser causada por problemas no ducto biliar, aumento da gordura no sangue, ou em virtude da ocorrência de traumas (dano) no abdome.

Fígado e Pâncreas **Prancha 54**

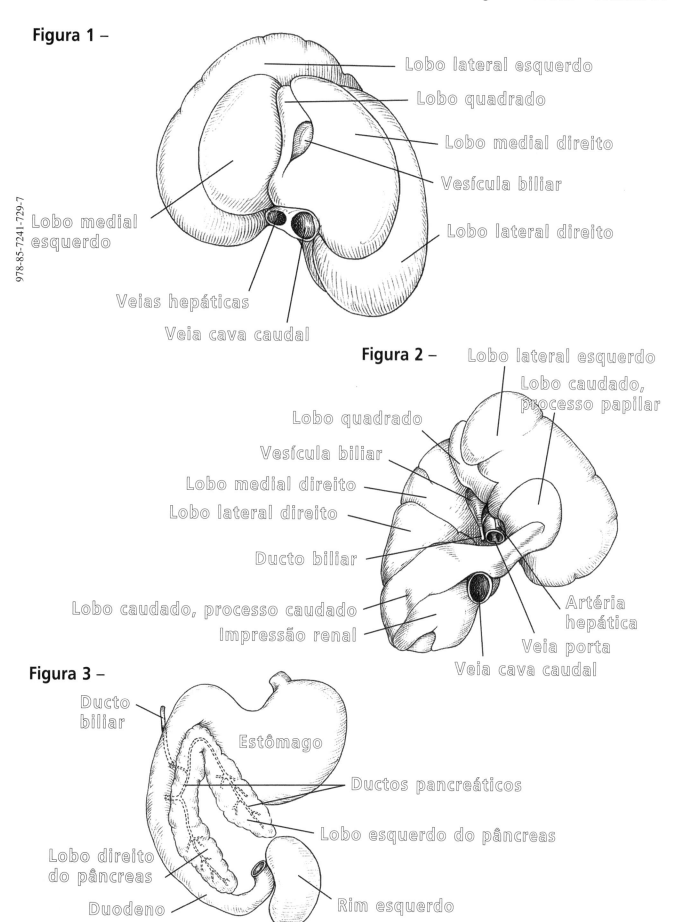

Sistema Digestório

Intestino Grosso, Ânus e Bolsa Para-anal

PRANCHA 55

Figura 1 – Intestino grosso isolado.
Figura 2 – Vista caudal do ânus de um cão macho.
Figura 3 – Vista dorsal do reto seccionado, canal anal e bolsa para-anal.

Pinte os nomes, os órgãos e as regiões indicadas.

O intestino grosso é formado por **ceco**, **cólon** e **reto**. Tanto o ceco quanto o **íleo** do intestino delgado terminam no **cólon ascendente**.

As funções primárias do intestino grosso referem-se à absorção de água e de alguns outros nutrientes, à produção de muco e à formação das fezes (excremento). Assim como o estômago e o intestino delgado, o músculo liso da parede do cólon funciona por meio do <u>peristaltismo</u>, uma onda de contração que move os conteúdos desses órgãos em direção ao ânus. Observe a parte expandida do reto, a **ampola retal**.

A inflamação do cólon é denominada <u>colite</u>.

Cada **bolsa para-anal** compreende uma bolsa de pele, aberta por meio de um ducto na **zona cutânea** do **canal anal**. As paredes de cada bolsa contêm grandes glândulas sudoríparas modificadas. O conteúdo da bolsa para-anal consiste nas secreções dessas glândulas e células descamadas da epiderme de revestimento. Normalmente, as bolsas para-anais são pressionadas pela passagem das fezes que têm consistência firme, e pela contração dos músculos esfinctéricos. O acúmulo de secreção nessa bolsa pode ser uma conseqüência da ocorrência freqüente de fezes com consistência mole, ou do episódio da obstrução (tampão) temporária no ducto dessa bolsa, provocando, no cão afetado, um desconforto que o leva a arrastar freqüentemente no solo a sua região posterior. A drenagem desse conteúdo acumulado pode ser realizada das seguintes maneiras:

- Usando o polegar e o dedo indicador, apertar as duas bolsas juntas, direcionando para cima (dorsalmente).
- Inserir o dedo, com uma luva lubrificada, dentro do reto para localizar o seio anal. Em seguida, aplicar pressão firme e contínua com o dedo indicador, internamente, e o polegar, externamente. A aplicação de força exacerbada na realização desses procedimentos pode causar dano aos tecidos.

Uma excreção de cor castanho-amarelada à marrom-escura, fluida ou pastosa, irá esguichar do ducto. Ela pode conter partículas ou, em caso de infecção, sangue e pus.

As **glândulas circumanais** se estendem da pele, na hipoderme superficial, para as bolsas para-anais. São lóbulos formados de células derivadas de glândulas sebáceas que não possuem ductos e não produzem secreção. Sua função é desconhecida. Em cães idosos, podem surgir intumescências na pele dessa região, provocadas pelo aparecimento de tumores benignos nessas glândulas. Mais raramente, podem ocorrer tumores malignos nas paredes das bolsas para-anais.

Intestino Grosso, Ânus e Bolsa Para-anal **Prancha 55**

Figura 1 –

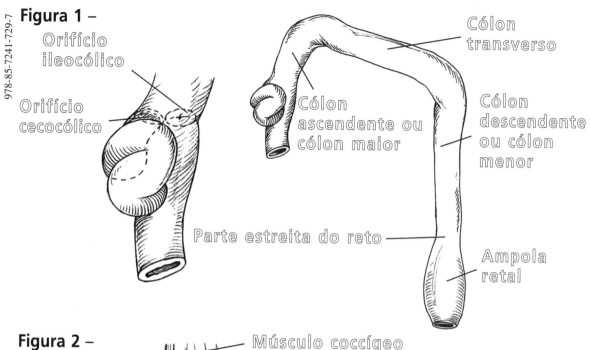

Figura 2 –

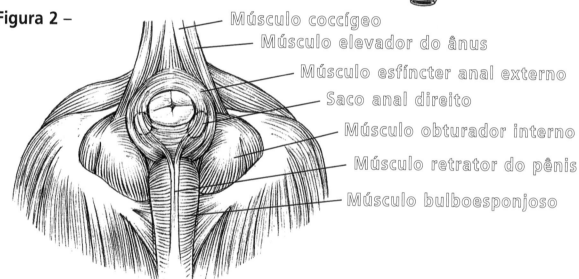

Figura 3 –

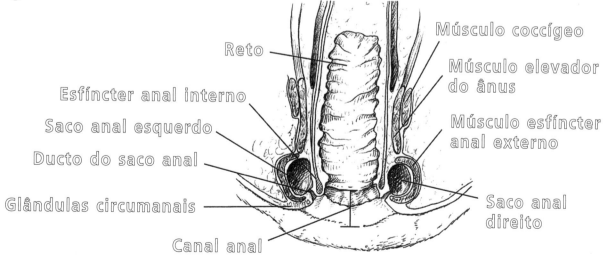

Cavidades Corpóreas e Membranas Serosas

Cavidades Corpóreas e Membranas Serosas

PRANCHA 56

Diagrama das principais <u>cavidades</u> <u>corpóreas</u> revestidas por <u>membranas</u> <u>serosas</u>, na cadela.
O **peritônio** também suspende e envolve alguns dos órgãos reprodutivos do macho.

O **peritônio** é dividido em três partes contínuas: pinte as linhas tracejadas sem levantar o lápis do papel.

- **Peritônio parietal** – Reveste a cavidade abdominal e parte da cavidade pélvica (do latim, *paries*, parede).
- **Peritônio de ligação (conexão)** – Suspende órgãos por uma dobra dupla que envolve vasos e nervos.
  a) Mes + órgão suspenso: mesentério (do grego, *mesos*, médio + *enteron*, intestino).
  b) Ligamentos peritoniais: suspendem e sustentam, por exemplo, **ligamento falciforme** do fígado.
- **Peritônio visceral** – Envolve uma <u>víscera</u> (grande órgão interno).

O diafragma está revestido pelo peritônio em sua face abdominal, e pela pleura em sua face torácica.
Pleuras – duas membranas serosas, cada uma continuando e formando um saco pleural.

- **Pleura parietal** – Reveste cada metade da cavidade torácica: Pleura <u>diafragmática</u>, <u>pleura</u> <u>costal</u> e <u>pleura</u> <u>mediastinal</u>.

Em cada lado, a pleura mediastinal limita o mediastino, um espaço que contém o coração, a traquéia, o esôfago, os grandes vasos sangüíneos, os nervos, o timo, o tecido conjunto frouxo e a gordura.
- **Pleura visceral** – Cobre cada pulmão.

Pericárdio

- <u>Pericárdio</u> <u>seroso</u> <u>visceral</u> – Cobre o músculo cardíaco e se reflete ao redor, na base do coração e dos grandes vasos.
- <u>Pericárdio</u> <u>seroso</u> <u>parietal</u> – Coberto pelo <u>pericárdio</u> <u>fibroso</u>, une-se à <u>pleura</u> <u>mediastinal</u> <u>pericárdica</u>.

<u>Cavidades</u> <u>serosas</u>: cavidade peritoneal, cavidade pleural, cavidade do pericárdio.
Os finos espaços entre as membranas serosas, parietal e visceral contêm fluidos serosos lubrificantes (semelhantes ao soro sangüíneo).
Os fluidos serosos aumentam nas seguintes condições inflamatórias: <u>peritonite</u>, <u>pleurite</u> e <u>pericardite</u>.

978-85-7241-729-7

Cavidades Corpóreas e Membranas Serosas **Prancha 56**

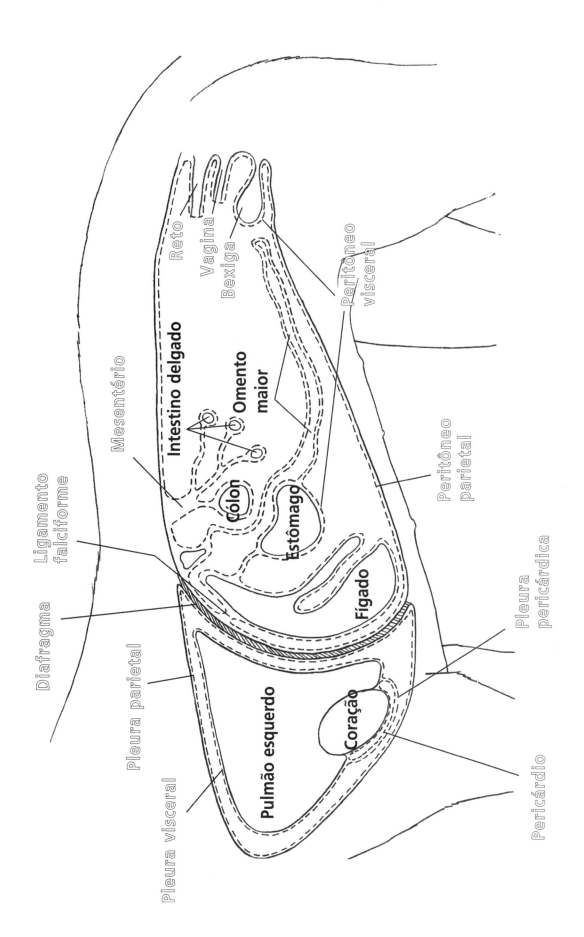

Cavidades Corpóreas e Membranas Serosas

Posicionamento dos Órgãos Internos

PRANCHA 57

Figura 1 – Vista lateral direita dos órgãos internos da cadela.
Figura 2 – Vista lateral esquerda dos órgãos internos do cão.

Pinte os nomes e os órgãos indicados.

O diafragma está representado por uma linha tracejada.

As relações dos órgãos entre si e com o meio exterior são importantes nos seguintes procedimentos:

- Palpação – Sentir do exterior ou por meio de um órgão que se abre no exterior, por exemplo, o reto.

- Auscultação – Ouvir os sons normais e anormais dos órgãos internos, principalmente os dos pulmões, do coração, das artérias, do estômago e dos intestinos. O estetoscópio é o instrumento utilizado para levar esses sons aos ouvidos de uma pessoa.

- Percussão – Deferir golpes curtos, rápidos e fortes em uma região e ouvir os sons obtidos pelos órgãos subjacentes.

- Acessos cirúrgicos aos órgãos internos. Um conhecimento dessas relações é essencial para se determinar em que local deve-se fazer as incisões.

- Interpretação de imagens radiográficas e ultra-sonográficas.

Posicionamento dos Órgãos Internos **Prancha 57**

Figura 1 –

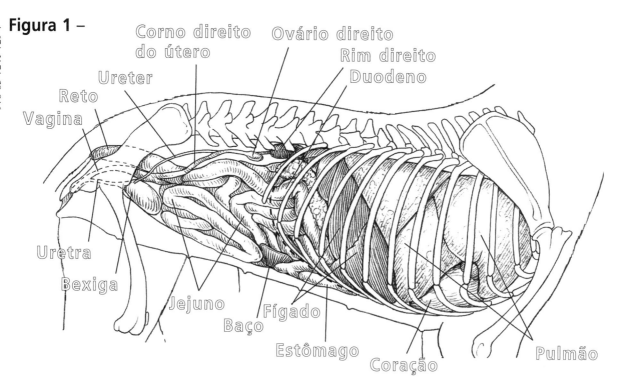

Figura 2 –

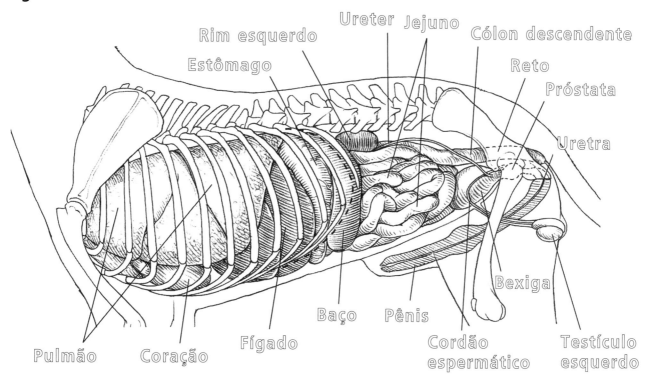

Sistema Cardiovascular

Principais Padrões Circulatórios

PRANCHA 58

Colorir os nomes dos órgãos e das regiões.

Colorindo as setas de azul, trace o fluxo do sangue pouco oxige-nado:

- Das **veias cavas cranial** e **caudal** (do latim, *venae cavae*) até o **átrio direito**.
- Através da **válvula atrioventricular direita** para o **ventrículo direito**.
- Fora do coração, através da **válvula do tronco pulmonar**, para a circulação pulmonar.
- Através do **tronco pulmonar** para as **artérias pulmonar esquerda** e **pulmonar direita** e para os pulmões.

Finalmente, para os capilares (os menores vasos sangüíneos) nas paredes dos alvéolos (pequenos sacos de ar) nos pulmões. Nesse local, o dióxido de carbono é liberado da hemoglobina dos eritrócitos e o oxigênio se liga à hemoglobina a fim de ser transportado para os tecidos do corpo.

Colorindo as setas de vermelho, trace o fluxo de sangue oxigenado:

- Dos capilares nos pulmões, através das **veias pulmonares**, para o **átrio esquerdo**.
- Através da **válvula atrioventricular esquerda** para o **ventrículo esquerdo**.

Depois, através da **válvula da aorta** para a aorta e a circulação sistêmica. Pinte as setas nas artérias de vermelho e as setas nas veias de azul. Veias satélites (companheiras) acompanham a maioria das artérias.

No sistema portal hepático, o sangue das veias provenientes do estômago, do pâncreas, do baço e dos intestinos é carregado pela **veia porta** para os capilares sinusóides no fígado. Desses capilares, o sangue é carregado pelas **veias hepáticas** para a **veia cava caudal** (do latim, *vena cava caudalis*).

Pinte as veias de azul.

978-85-7241-729-7

Principais Padrões Circulatórios **Prancha 58**

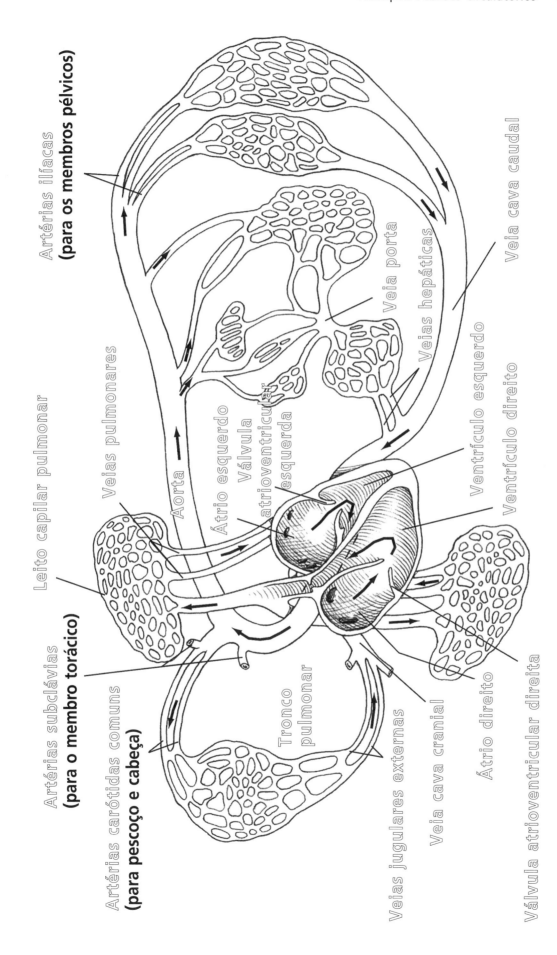

Sistema Cardiovascular

Coração

PRANCHA 59

Figura 1 – Vista lateral do coração e dos grandes vasos isolados. Os primeiros ramos da aorta são as **artérias coronárias**. Os divertículos externos dos átrios são denominados **aurículas**. Colorir os nomes e as estruturas indicadas nos desenhos.

Figura 2 – Coração seccionado, expondo as câmaras. Um esqueleto cardíaco, formado de tecido fibroso e de uma pequena quantidade de cartilagem, separa os músculos cardíacos do átrio dos do ventrículo. A-V = atrioventricular.

O **ligamento arterioso** é um vestígio do ducto arterioso (do latim, *ductus arterious*) que, no feto, desvia o sangue do tronco pulmonar para a aorta. Também no coração fetal, o forame oval carrega sangue do átrio direito para o átrio esquerdo. A maior parte do sangue que flui para o coração fetal é desviada por meio dessas duas passagens, evitando a circulação pulmonar. Como os pulmões fetais não são funcionais, o sangue da mãe chega à placenta e, nesse órgão, ocorre a troca metabólica entre mãe e feto.

O problema vascular congênito, mais comum nos cães, é a persistência do ducto arterioso (PDA) após o nascimento; essa condição é facilmente diagnosticada e pode ser corrigida. No tratamento mais recente, uma estrutura tipo "rosca" é colocada no ducto arterioso por meio de um cateter intravenoso. Um coágulo forma-se nessa estrutura, iniciando o fechamento do ducto.

Os problemas cardíacos congênitos incluem insuficiência vascular (fechamento incompleto), estenose (constrição das válvulas pulmonar e aórtica), alteração do septo atrial e alteração do septo ventricular. As alterações de septo são ocorrências de aberturas anormais nessas estruturas.

Durante o batimento do coração, os dois átrios enchem-se e contraem-se. Depois, os dois ventrículos enchem-se e contraem-se, impulsionando o sangue em direção ao tronco pulmonar e à aorta.

Os sons cardíacos são causados pelo fluxo sangüíneo e pelo fechamento das válvulas cardíacas, inicialmente das válvulas A-V, depois das válvulas pulmonar e aórtica. O nó sinoatrial na parede do átrio direito é um marca-passo (controlado pelo sistema nervoso) que inicia as contrações rítmicas do átrio. As fibras musculares cardíacas conduzem os impulsos para o nó atrioventricular na parede (septo) entre os átrios. Fibras musculares cardíacas especializadas (fibras de Purkinje) descendem do nó atrioventicular para os ventrículos, propagando os impulsos e promovendo a contração ventricular.

Figura 1 –

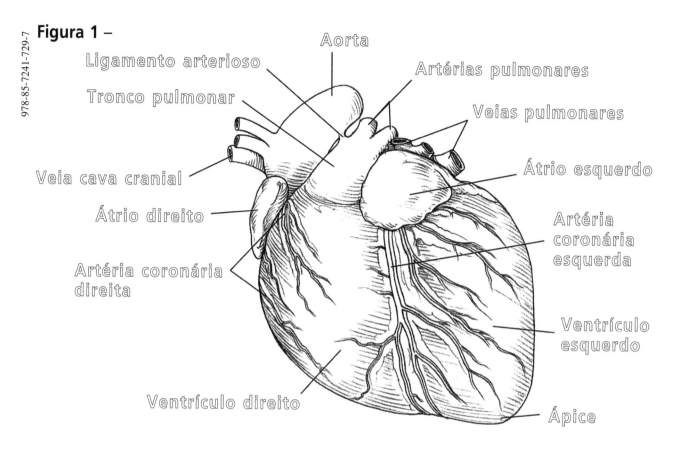

Figura 2 –

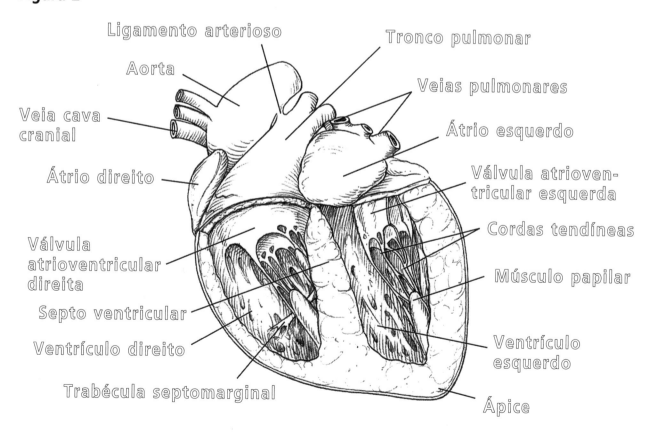

Sistema Cardiovascular

Vasos e Órgãos Relacionados na Cavidade Torácica

PRANCHA 60

Sublinhe os **nomes em negrito** com cores diferentes e pinte os órgãos indicados no desenho. Pinte as artérias de vermelho, as veias de azul e os nervos de amarelo. As veias satélites não são vistas aqui. a = artérias(s); n = nervo.

Figura 1 – Desenho esquemático do tórax dissecado de um cão, com a parede torácica direita rebatida.

1. **Aorta**
2. **Nervo vago esquerdo**
3. **Artéria subclávia esquerda**
4. **Tronco costocervical esquerdo**
5. **A. vertebral esquerda**
6. **A. torácica interna esquerda**
7. **A. cervical superficial esquerda**
8. **A. axilar esquerda**
9. **Tronco braquicefálico**
10. **A. carótida comum esquerda**
11. **Tronco pulmonar**
12. **A. pulmonar esquerda**
13. **Veia cava cranial**
14. **A. intercostais esquerdas**
15. **Veias pulmonares**
16. **Veia cava caudal**
17. **N. frênico esquerdo** (para o diafragma)
18. **Ducto torácico**

Figura 2 – Desenho esquemático do tórax dissecado de um cão, com a parede torácica esquerda rebatida.

1. **Aorta**
2. **Veia cava caudal**
3. **N. vago direito**
4. **Veia ázigos**
5. **Veia cava cranial**
6. **Tronco braquicefálico**
7. **A. vertebral direita**
8. **Tronco costocervical direito**
9. **A. carótida comum direita**
10. **A. subclávia direita**
11. **A. torácica interna direita**
12. **A. cervical superficial direita**
13. **A. axilar direita**
14. **N. frênico direito**

No **diafragma** (divisão musculomembranosa entre as cavidades torácica e abdominal) estão presentes três passagens que o perfuram.

Ha. **Hiato aórtico** – Permite a passagem da aorta, da veia ázigos e da cisterna do quilo (início do ducto torácico).
He. **Hiato esofágico** – Permite a passagem do esôfago e dos nervos vagos.
Fvc. **Forame da veia cava** (do latim, *foramen venae cavae*) – Permite a passagem da veia cava caudal.

Vasos e Órgãos Relacionados na Cavidade Torácica   **Prancha 60**

Figura 1 -

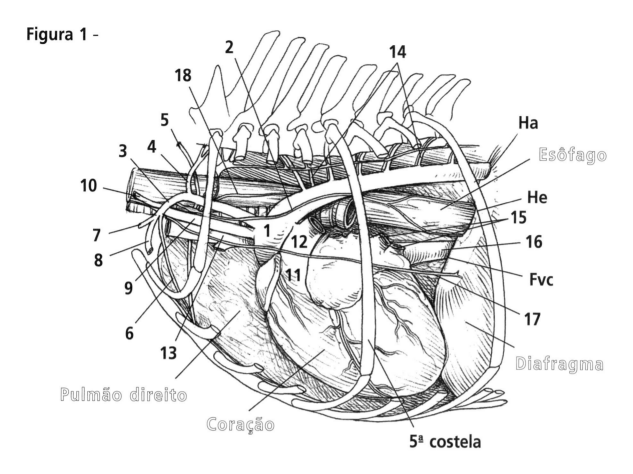

Figura 2 -

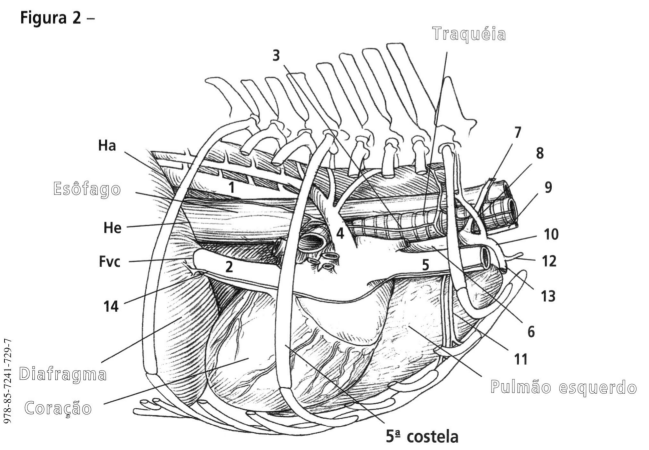

Vasos da Cavidade Abdominal

PRANCHA 61

Vista ventral. Sublinhe os **nomes em negrito** dos vasos. Colorir as artérias (a.) de vermelho e as veias (v.) de azul, no desenho.

Figura 1 – Ramos da aorta.

1. **A. celíaca**
2. **A. gástrica esquerda**
3. **A. esofágica**
4. **A. hepática**
5. **Ramos para o fígado**
6. **A. gástrica direita**
7. **A. gastroepiplóica direita**
8. **A. pancreaticoduodenal cranial**
9. **A. esplênica**
10. **Ramos para o pâncreas**
11. **Ramos para o baço**
12. **A. gastroepiplóica esquerda**

13. **A. mesentérica cranial**
14. **A. ileocólica**
15. **A. cólica média**
16. **A. cólica direita**
17. **A. ileal**
18. **A. pancreaticoduodenal caudal**
19. **A. jejunais**
20. **A./tronco frenicoabdominal (a. frênica caudal e a. abdominal cranial)**
21. **A. renal esquerda**
22. **A. ovárica (a. testicular) esquerda**

23. **A. mesentérica caudal**
24. **A. retal cranial**
25. **A. cólica esquerda**

Ramos da veia cava caudal
26. **V. hepáticas**
27. **V. abdominal cranial (recebe a veia frênica caudal)**
28. **V. renal esquerda**
29. **V. ovárica (v. testicular) esquerda**
30. **V. ovárica direita**

Figura 2 – Ramos na veia porta.

31. **V. gastroduodenal**
32. **V. gástrica direita**
33. **V. gastroepiplóica direita**
34. **V. pancreaticoduodenal cranial**
35. **V. esplênica**
36. **V. gástrica esquerda**

37. **V. gastroepiplóica esquerda**
38. **Ramos do baço**
39. **Ramos do pâncreas**
40. **V. ileocólica**
41. **V. cólica direita**
42. **V. mesentérica cranial**

43. **V. pacreaticoduodenal caudal**
44. **V. jejunais**
45. **V. mesentérica caudal**
46. **V. cólica média**
47. **V. cólica esquerda**

Vasos da Cavidade Abdominal **Prancha 61**

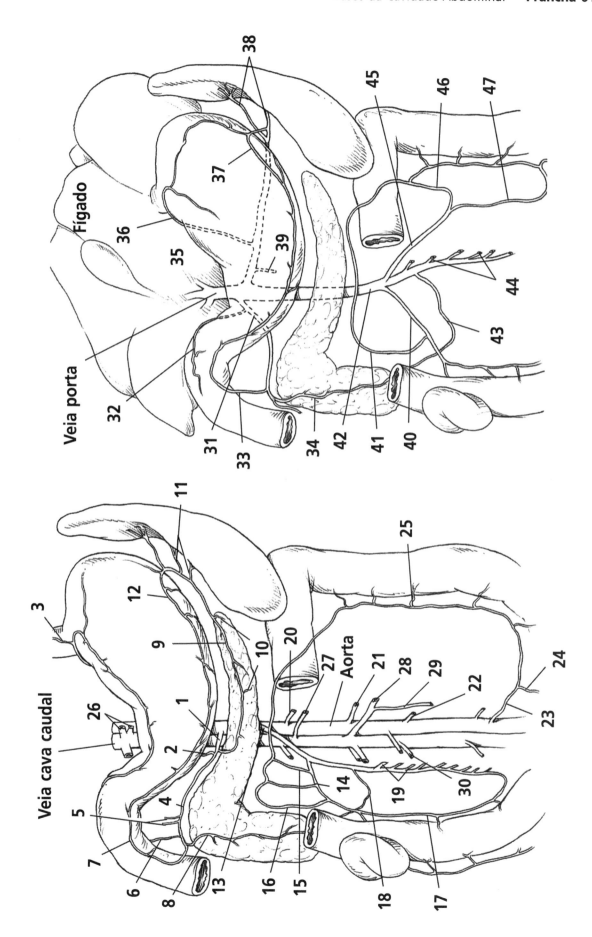

Figura 1 –

Figura 2 –

Sistema Cardiovascular

Vasos Superficiais da Cabeça e do Pescoço

PRANCHA 62

Figura 1 – Artérias superficiais. Vista lateral direita.
Figura 2 – Veias superficiais. Vista lateral direita.

Sublinhe os **nomes em negrito** e pinte cada artéria (a.) de vermelho e cada veia (v.) de azul.

Artérias
1. **A. carótida comum**
2. **A. tireóidea cranial**
3. **A. carótida interna**
4. **A. carótida externa**
5. **A. laríngea cranial**
6. **A. occipital**
7. **A. faríngea ascendente**
8. **A. lingual**
9. **A. facial**
10. **A. auricular caudal**
11. **A. temporal superficial**
12. **A. transversa da face**
13. **A. palpebral superior lateral**
14. **A. palpebral inferior lateral**
15. **A. maxilar**
16. **A. infra-orbitária**
17. **A. nasais**

Veias
18. **V. jugular externa**
19. **V. linguofacial**
20. **V. lingual**
21. **Arco venoso hióideo**
22. **V. sublingual**
23. **V. facial**
24. **V. labial inferior**
25. **V. profunda da face**
26. **V. labial superior**
27. **V. nasais**
28. **V. angular do olho**
29. **V. oftálmica**
30. **V. maxilar**
31. **V. auricular magna**
32. **V. temporal superficial**
33. **Plexo pterigóideo**

Vasos Superficiais da Cabeça e do Pescoço **Prancha 62**

Figura 1 –

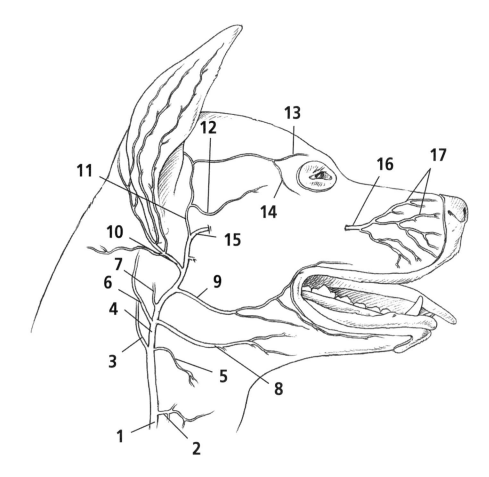

Figura 2 –

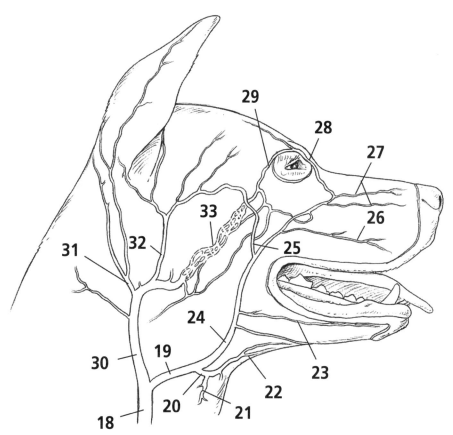

Pulso – Locais para Venipunção

PRANCHA 63

Figura 1 –
A. Local para a percepção do pulso de um cão, mediante palpação da **artéria femoral**, logo abaixo da pele e da fáscia no trígono femoral, no aspecto medial da região superior da coxa. Coloca-se a mão ao redor do aspecto cranial da coxa.
B. A pele e a fáscia foram removidas do aspecto medial da coxa esquerda, expondo o <u>trigono</u> <u>femoral</u>, um espaço entre o **m. sartório** cranialmente e o **m. pectíneo** caudalmente.
Figura 2 – Um grande cão deitado do lado direito, com a região do cotovelo esquerdo removida cranialmente. O batimento cardíaco pode ser percebido (ou auscultado) entre o quinto e o sexto espaço intercostal logo acima do esterno.
Figura 3 – Local para venipunção – Ramo cranial da **veia safena** lateral.
Figura 4 – Local para venipunção – **Veia cefálica**.

Colorir os nomes e as estruturas indicadas, pintando a artéria femoral e o coração de vermelho, as veias de azul e os músculos de cor-de-rosa.

O pulso é a expansão rítmica de uma artéria que pode ser percebida (sentida) pelos dedos. A <u>freqüência</u> <u>do</u> <u>pulso</u> reflete a <u>freqüência</u> <u>cardíaca</u> – o número de batimentos cardíacos por minuto. No repouso, a freqüência cardíaca normal dos cães varia entre 75 e 120bpm. O batimento cardíaco pode ser percebido (sentido) em cães menores segurando-os em volta de seu esterno, com o polegar de um lado e os outros dedos do lado oposto.

<u>Taquicardia</u> é o termo usado para um batimento cardíaco excessivamente rápido. <u>Bradicardia</u> é uma diminuição anormal do batimento cardíaco. Um som anormal vindo do coração é denominado <u>murmúrio</u>. Ele pode ser um "murmúrio inocente", ou pode indicar uma condição anormal do coração.

As veias nos locais de venipunção se localizam logo abaixo da pele, da hipoderme e da fáscia (na tela subcutânea). Pequenos ramos do nervo cutâneo medial do antebraço estão dispostos paralelamente à veia cefálica. A sensação na pele lateral da perna se dá por ramos dos nervos peroneal superficial e cutâneo sural lateral.

A compressão de uma veia, na região proximal ao local da venipunção, promove a distensão do vaso, tornando mais fácil a introdução de uma agulha ou de um cateter (tubo longo de plástico). Logo após a venipunção, libera-se a compressão venosa para a realização da injeção.
A veia femoral pode ser usada para venipunção sem a compressão proximal.

978-85-7241-729-7

Pulso – Locais para Venipunção **Prancha 63**

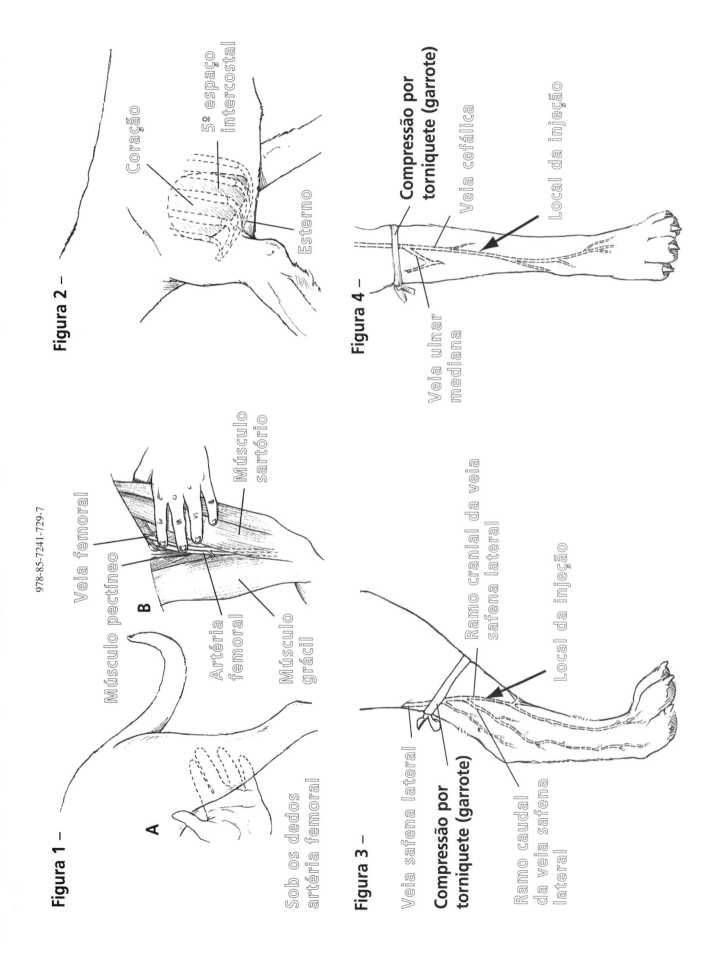

Sistema Imune

Medula Óssea, Timo e Baço

PRANCHA 64

Os órgãos do sistema imune produzem células e seus produtos para combater bactérias, vírus e células tumorais.

Pinte os nomes e os desenhos representativos desses órgãos indicados na figura.

A **medula óssea vermelha** produz os eritrócitos e os leucócitos (neutrófilos, eosinófilos, basófios, linfócitos, monócitos e plaquetas). As plaquetas são fragmentos de grandes células (megacariócitos) da medula óssea, essenciais para a coagulação sangüínea. A medula vermelha ocupa espaços no osso esponjoso dos ossos longos, das vértebras, das costelas, das estérnebras e dos ossos chatos. As estérnebras e a asa do ílio são locais de eleição para a obtenção de amostras de medula óssea.

A **medula óssea amarela**, na cavidade medular, é formada primariamente por células adiposas, mas unidades de células-tronco produtoras de células sangüíneas podem começar a gerar células sangüíneas novamente em alguns casos de anemia (perda da qualidade ou quantidade de eritrócitos). A produção anormal de leucócitos é denominada leucemia.

O **timo** continua a crescer até a puberdade, ocupando a porção cranial do mediastino e estendendo-se por meio da entrada do tórax para o pescoço, próximo à traquéia. Depois, gradualmente diminui (involui), persistindo como um pequeno órgão na porção cranial do mediastino no adulto. O timo produz células sangüíneas brancas chamadas de linfócitos T. Essas células invadem o baço e os linfonodos.

Como o omento maior está fixado no estômago, a posição do **baço** no lado esquerdo da cavidade abdominal muda ligeiramente, à medida que o estômago muda a sua forma ou o baço se ingurgita de sangue. Num primeiro momento, a cor vermelho-acastanhada do baço exposto ao ar é decorrente de sua polpa vermelha ingurgitada de sangue. A cápsula e as trabéculas (pequenas traves) do baço canino contêm músculo liso que contrai para ejetar o sangue armazenado para a circulação. Outras funções do baço incluem: 1. formação de eritrócitos no feto; 2. destruição de eritrócitos velhos e de partículas no sangue; 3. produção de linfócitos na polpa branca; e 4. produção de plaquetas pelos megacariócitos.

O baço não é essencial para a vida, e pode ser removido com cirurgia se aumentar de tamanho anormalmente ou se sofrer ruptura.

978-85-7241-729-7

Medula Óssea, Timo e Baço **Prancha 64**

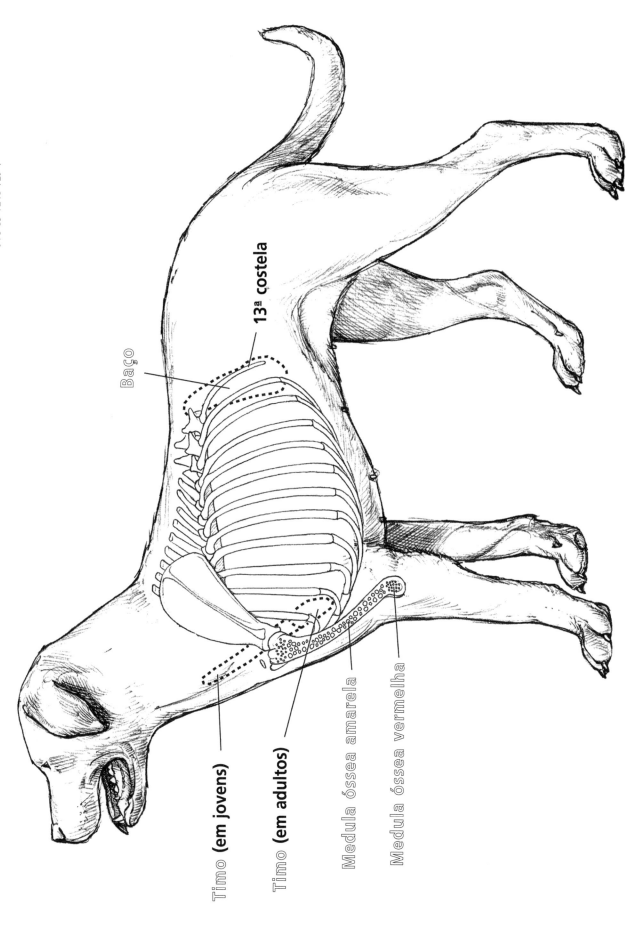

Linfonodos e Vasos Linfáticos

PRANCHA 65

Um **linfocentro (lc)** é um **linfonodo (ln)** ou um grupo de linfonodos que recebem vasos linfáticos (linfa) os quais drenam uma dada região do corpo. Uma fração de <u>fluido</u> <u>tecidual/intersticial</u> que não retorna para os capilares venosos sangüíneos é movida por forças de pressão teciduais para dentro dos capilares linfáticos e, depois, para vasos linfáticos maiores. A linfa presente entre esses vasos filtra-se por meio de uma série de linfonodos e vasos linfáticos conectantes, que eventualmente retornam a linfa para as veias principais. Fagócitos (células que "ingerem células") presentes nos linfonodos removem partículas estranhas, bactérias e células tumorais da linfa. Os linfonodos também produzem linfócitos.

Sublinhe os nomes e pinte os linfocentros (lc) e os vasos linfáticos na figura. As setas indicam o fluxo da linfa.

1. **Lc. parotídeo** – Um ln.
2. **Lc. mandibular** – 2 a 3 ln.
3. **Lc. retrofaríngeo** – Medial ao ln. maior.
4. **Lc. cervical profundo** – Ln. cervicais craniais, médios e caudais.
5. **Tronco traqueal (jugular) esquerdo**.
6. **Lc. cervical superficial**.
7. **Ducto linfático direito**.
8. **Lc. torácico dorsal**.
9. **Ducto torácico** – Termina na veia cava cranial.
10. **Lc. brônquico** – Ln. traqueobrônquicos, ln. pulmonares.
11. **Lc. mediastínico** – Ln. mediastínicos craniais, médios e caudais.
12. **Lc. torácico ventral** – Ln. esternais.
13. **Lc. axilar** – Ln. axilar e axilar acessório.
14. **Cisterna do quilo** – Recebe troncos linfáticos. Origem do ducto torácico.
15. **Lc. celíaco** – Ln. hepáticos, ln. gástricos, ln. lienais, ln. pancreaticoduodenais.
16. **Lc. mesentérico cranial** – Ln. jejunais, ln. cólicos direito, esquerdo e médio.
17. **Lc. lombar** – Ln. aórtico lombar, ln. renal.
18. **Troncos lombares**.
19. **Tronco intestinal**.
20. **Lc. iliossacral** – Ln. ilíacos mediais, ln. sacrais, ln. hipogástricos.
21. **Lc. iliofemoral** – Ln. Iliofemoral, ln. femoral – pequeno e inconstante.
22. **Lc. inguinal superficial** – Ln. escrotais no macho. Ln mamários na fêmea.
23. **Lc. poplíteo** – Um grande ln.

978-85-7241-729-7

Linfonodos e Vasos Linfáticos **Prancha 65**

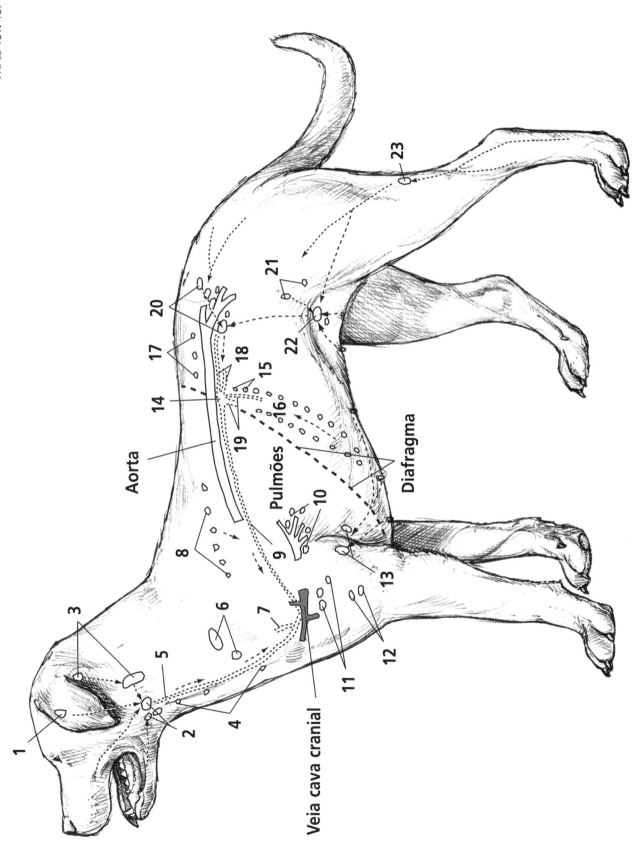

Sistema Imune

Tonsilas

PRANCHA 66

Neste desenho, a raiz da língua foi empurrada para baixo para permitir a visualização das **tonsilas palatinas**, cada ligeira saliência de um <u>seio</u> <u>tonsilar</u>.

Pinte os nomes e as estruturas indicadas.

Uma tonsila é uma pequena massa de tecido linfático abaixo da membrana mucosa. Vasos linfáticos eferentes carregam a linfa e os linfócitos das tonsilas.

O cão possui três pares de tonsilas:

- **Tonsilas palatinas** – Na parede lateral da orofaringe.
- <u>Tonsila</u> <u>da</u> <u>faringe</u> – Nódulos linfáticos na nasofaringe.
- <u>Tonsila</u> <u>lingual</u> – Difusa na base da língua. Não é visível grosseiramente.

Quando as tonsilas palatinas estão inflamadas (<u>tonsilite</u>), muito aumentadas e doloridas, o cão tem dificuldade na deglutição e se recusa a comer.

Tonsilas **Prancha 66**

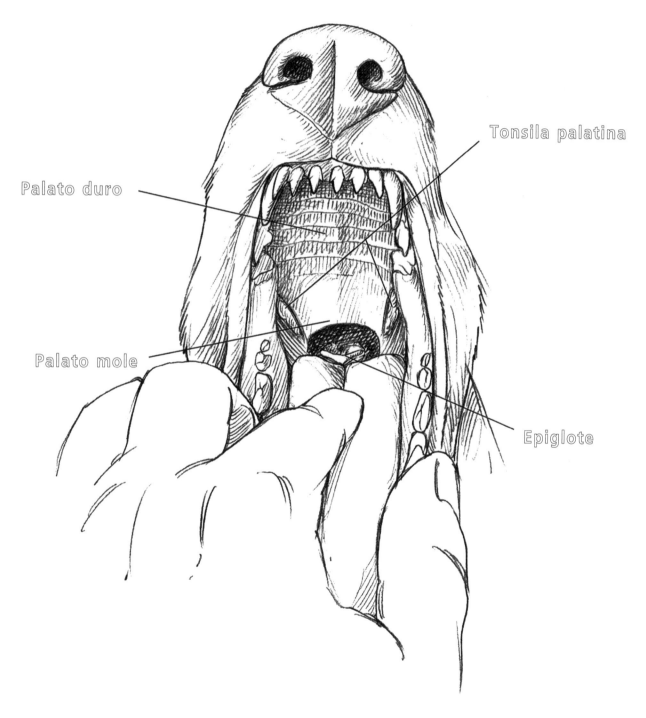

Sistema Respiratório

Sistema Respiratório

Cavidade Nasal e Nasofaringe

PRANCHA 67

Figura 1 – Secção sagital da cabeça do cão com o septo nasal removido, revelando o interior da fossa nasal esquerda (metade da cavidade nasal).

Pinte os nomes nos desenhos e as estruturas indicadas.

Uma *pequena seta* indica a entrada para a <u>tuba</u> <u>auditiva</u>, que se conecta à cavidade timpânica da orelha média, permitindo a entrada de ar na orelha média. Esse arranjo anatômico serve para equilibrar a pressão do ar em cada lado do tímpano.

Trace uma longa seta indicando o fluxo de ar inspirado.

Para uma visualização do septo nasal, ver Prancha 43.

Há três faringes: 1. **Orofaringe** – ventral ao palato mole; 2. **nasofaringe** – dorsal ao palato mole, estendendo-se caudalmente às coanas (saídas de cada lado da fossa nasal); e 3. **laringofaringe** – dorsal à laringe e conduzindo ao esôfago.

Nesse desenho, o palato mole está na posição respiratória, direcionando o ar para a laringe. Para uma descrição das mudanças nas posições da língua, do palato mole e da epiglote durante a deglutição, ver Prancha 51.

Uma anormalidade, o <u>deslocamento</u> <u>dorsal</u> <u>do</u> <u>palato</u> <u>mole</u>, não permite que o palato mole retorne à posição respiratória normal após a ocorrer a deglutição. A correção cirúrgica é indicada.

Figura 2 – Dissecação mostrando a **glândula nasal lateral** no **recesso maxilar** (o seio maxilar do cão) no maxilar, o curso do ducto dessa glândula e o curso do **ducto nasolacrimal**, que carrega lágrimas do saco conjuntival na frente dos olhos. A função da secreção aquosa da glândula nasal lateral é ajudar a resfriar o corpo quando o cão arfa/ofega. A secreção abundante quando o corpo do cão está quente resfria o ar inspirado. Ela também umedece o ar. Pinte os nomes e as estruturas indicadas. Trace o curso dos ductos.

Cavidade Nasal e Nasofaringe — Prancha 67

Figura 1 –

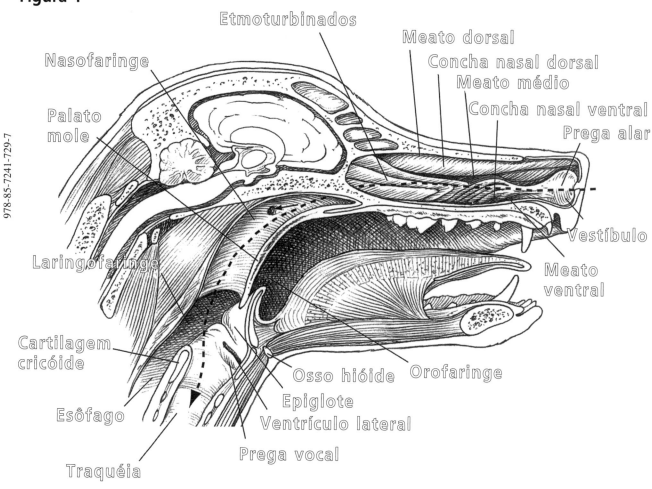

Figura 2 –

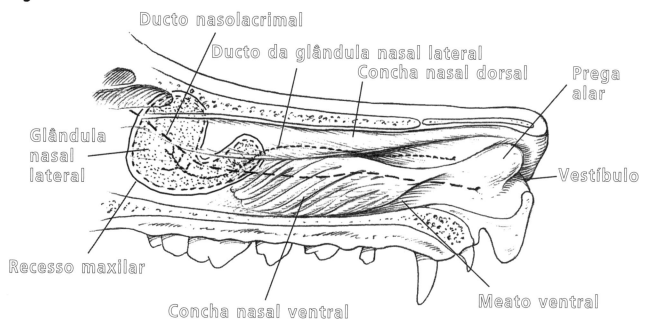

Sistema Respiratório

Laringe

PRANCHA 68

Figura 1 – Vista lateral direita das cartilagens da laringe e anéis traqueais craniais.
Figura 2 – Vista dorsal da laringe. Faringe e esôfago (corte mediano dorsal) .
Figura 3 – Vista lateral direita dos músculos da laringe. Metade direita da cartilagem tireóide; o músculo tireoaritenóideo e a maior parte do músculo cricotireóideo foram removidos.
Figura 4 – Secção mediana da laringe. A linha tracejada indica a extensão do ventrículo da laringe.

As três regiões da cavidade da laringe são: (A) **vestíbulo da laringe**; (B) **glote**; e (C) **cavidade infraglótica**.
Sublinhe os **nomes em negrito** e pinte as estruturas indicadas nos desenhos.

1. **Ossos hióides**
2. **Cartilagem epiglótica**
3. **M. hioepiglótico**
4. **Cartilagem interaritenóide**
5. **Cartilagem aritenóide direita**
6. **Cartilagem tireóide**
   a. **Borda**
7. **Cartilagem cricóide**
8. **Traquéia, anéis traqueais**
9. **Ligamento cricotireóideo**
10. **Ligamento tireóideo**
11. **Processo da cartilagem aritenóide**
12. **M. aritenóideo transverso**

13. **M. cricoaritenóideo dorsal**
14. **M. cricoaritenóideo lateral**
15. **M. cricotireóideo**
16. **M. vocal**
17. **Ligamento vocal**
18. **Ligamento vestibular**
19. **M. vestibular**
20. **Entrada da laringe**
21. **Ventrículo da laringe**
22. **Prega vestibular**
23. **Corda vocal**
24. **Prega ariepiglótica**

Em cada lado, um nervo laríngeo cranial (do n. vago) inerva o m. cricotireóideo e envia um ramo sensitivo acessório para a membrana mucosa da laringe. O nervo laríngeo caudal é a terminação do nervo laríngeo recorrente, que ascende do n. vago no tórax. Todos os músculos intrínsecos da laringe, exceto os músculos cricotireóideos, recebem sua inervação motora dos nervos laríngeos caudais.

Funções da laringe:

- Regula o volume de ar que passa durante a inspiração e a expiração.
- Evita a entrada de corpos estranhos na traquéia por meio do fechamento parcial da epiglote e pela constrição da glote.
- Fonação (vocalização) – Latido, uivo e rosnado são provocados por variações no fluxo de ar, vibrações das cordas vocais e de ar nos ventrículos da laringe.

Laringe **Prancha 68**

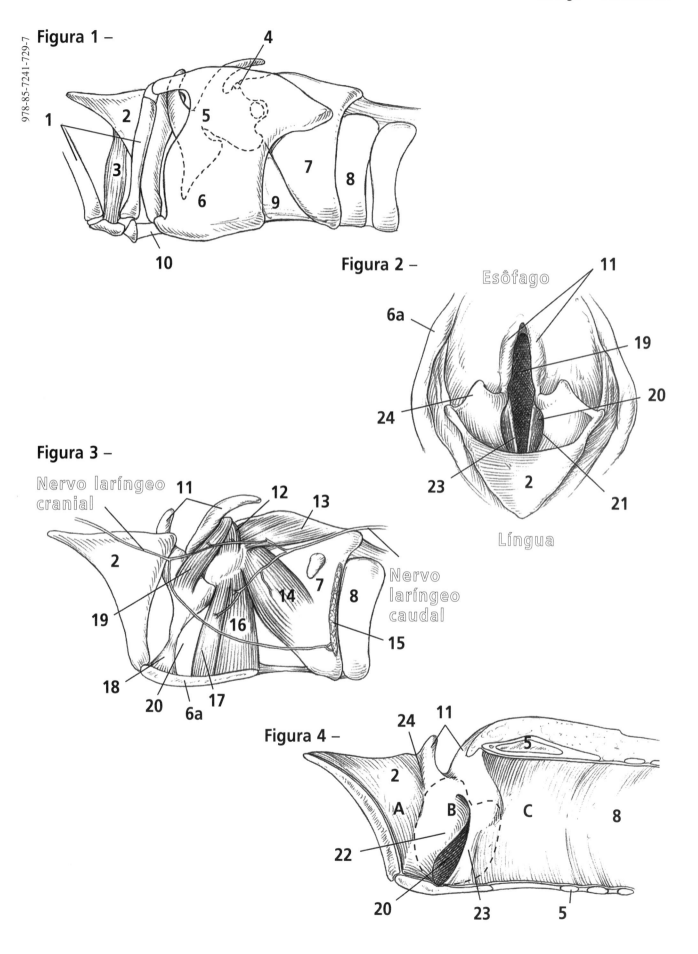

Sistema Respiratório

Traquéia e Pulmões

PRANCHA 69

Figura 1 – Vista dorsal da **traquéia** e dos **pulmões**. Lobos pulmonares separados. Diagrama da **árvore brônquica**.
Figura 2 – Secção transversal de um **anel traqueal**.
Figura 3 – Visão microscópica dos **alvéolos** (do latim, *alveoli*, pequenas cavidades), minúsculos sacos de ar com capilares em suas paredes.

Pinte os nomes e as estruturas indicadas nos desenhos.

A traquéia se estende da cartilagem cricóide através do pescoço até o mediastino, para a bifurcação dorsal na base do coração. Ela é composta por aproximadamente 34 anéis incompletos de cartilagem em forma de C. Dorsalmente, a parte aberta de cada anel é fechada por um músculo liso, o **músculo traqueal**, e por tecido conjuntivo fibroso. Ligamentos longitudinais de tecido conjuntivo fibroelástico conectam os anéis. Esse tecido continua sob a membrana mucosa dos dois **brônquios principais**, tornando-se gradualmente mais fino nas vias aéreas menores.

No local em que a traquéia se bifurca nos brônquios principais direito e esquerdo, as fendas nas terminações livres dos anéis traqueais são preenchidas por lâminas de cartilagem. As lâminas cartilaginosas continuam sustentando a parede dos brônquios. Elas não estão presentes nas menores vias aéreas, os bronquíolos. O músculo liso na parede das vias aéreas auxilia em sua contração. As glândulas e as células na membrana mucosa produzem muco. Começando na cavidade nasal, os cílios nas células que revestem as vias aéreas movimentam o muco em direção ao exterior.

Os **bronquíolos terminais** se encerram nos bronquíolos respiratórios. A troca gasosa entre o dióxido de carbono e o oxigênio, eritrócitos, ocorre entre o ar nos **alvéolos** e o sangue nos capilares, nas paredes alveolares.

A freqüência respiratória normal do cão varia de acordo com seu tamanho; cães menores respiram mais rapidamente. A freqüência pode ser afetada por excitação, exercício, idade, doença, temperatura ambiente, prenhez e trato digestório congestionado. A respiração rápida ou o ato de ofegar serve para resfriar o corpo por meio do aumento da ventilação do espaço morto – volume de ar que não participa da troca gasosa por um período. O aumento na movimentação do ar evapora o muco na cavidade oral, ajudando no resfriamento do corpo. Isso compensa a falta de suor líquido na pele canina.

Traquéia e Pulmões **Prancha 69**

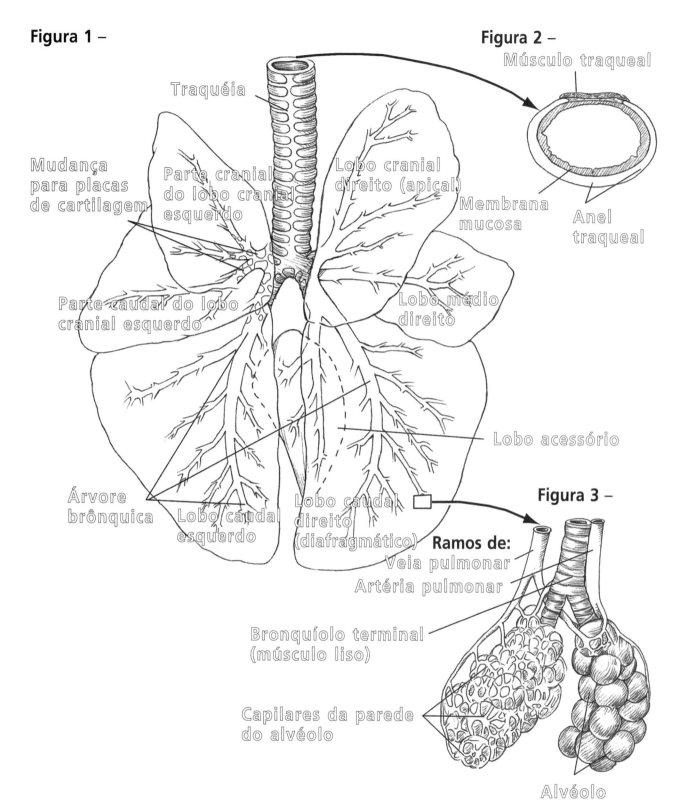

Sistema Urinário

Sistema Urinário

Rins, Ureteres, Bexiga e Uretra

PRANCHA 70

Figura 1 – Vista lateral dos órgãos urinários e dos órgãos relacionados na fêmea canina. Para observar as diferenças no cão macho, ver Prancha 77.
Figura 2 – Secção frontal do rim direito.

Pinte os nomes e as estruturas indicadas na prancha, usando a mesma cor.

Milhões de estruturas tubulares microscópicas chamadas de <u>néfrons</u> estão localizadas no **renal** e na **medula** do **rim.** Os néfrons produtores de urina estão intimamente associados ao extenso suprimento sangüíneo do rim. <u>Ductos coletores</u> se estendem dos néfrons para a crista renal, levando a urina até a **pelve renal**. A pelve é essencialmente o início do **ureter**.

A urina é uma solução de produtos do <u>metabolismo</u> (processamento de substâncias, em especial nutrientes, por vários tecidos do corpo) do nitrogênio e do enxofre. A urina também contém sais inorgânicos, pigmentos e produtos de toxinas inativas pelo fígado, que são excretadas pelos rins. Os rins regulam os níveis normais de substâncias no sangue, como água, sais inorgânicos e glicose (açúcar do sangue). Em casos de diabetes, os rins não conseguem reabsorver a quantidade excessiva de glicose, a qual é eliminada com a urina.

Assim como as **glândulas adrenais**, os rins também são órgãos endócrinos. Um produto regula a pressão sangüínea; outro estimula a produção de eritrócitos.

A urina canina é aquosa e amarela. Quando uma maior quantidade de água é ingerida, a urina fica diluída e mais pálida. O volume de água excretada varia com o consumo de água e comida, atividade física e temperatura do ambiente. O volume de urina excretado por dia é de 30 a 80mL por quilo de peso corpóreo.

<u>Cálculos urinários</u> (do latim, *pebbles*), comumente chamados de pedras de rim ou de bexiga, são concreções anormais de sais inorgânicos. Eles geralmente ocorrem nos cães.

A bexiga urinária tem duas funções:

- É um reservatório que se expande para conter a urina recebida continuamente pelos ureteres renais.
- Quando alguns cães estão com medo ou um filhote está excitado, a bexiga se esvazia, liberando a urina. Esse fato caracteriza a demarcação de território por um cão macho. As fibras de músculo liso do <u>músculo detrusor</u> na parede da bexiga se contraem, e o músculo estriado na parede da uretra se relaxa. O controle nervoso da bexiga é complexo.

Rins, Ureteres, Bexiga e Uretra **Prancha 70**

Figura 1 –

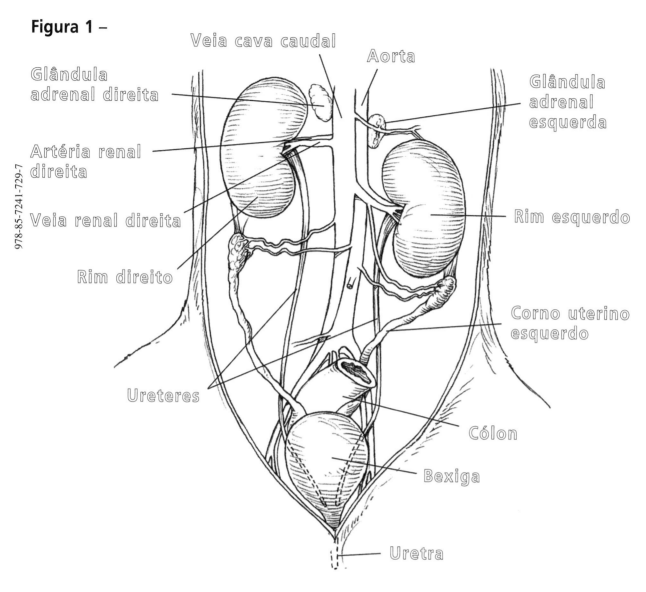

Figura 2 –

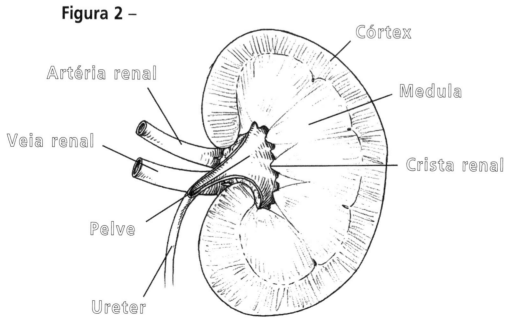

Sistema Reprodutor da Fêmea

Sistema Reprodutor da Fêmea

Vulva e Vagina

PRANCHA 71

Figura 1 – Vista caudal do **períneo**, região entre o **ânus** e a **vulva**. A vulva é formada por dois **lábios** e o **clitóris**. O clitóris é homólogo ao pênis do macho e raramente contém um pequeno osso clitoriano.

Figura 2 – Vista dorsal de vulva e **vagina** abertas. O **óstio externo do útero** na **cérvix** não pode ser visto, uma vez que está direcionado ventralmente. A **bexiga** está deslocada lateralmente.

Figura 3 – Vista lateral da vagina, da vulva e dos órgãos relacionados. Observe:
- Projeção ventral da cérvix no **fórnix** da vagina.
- **Prega pós-cervical**, **mediana dorsal**. Um espéculo (tubo visualizador) introduzido na vagina pode distorcer essa prega, que adquire uma aparência errônea lembrando a porção vaginal da cérvix, com uma fissura ventral parecendo o óstio externo do útero.
- Inclinação ventral da vagina caudal e **vestíbulo da vagina**.

Usando cores diferentes, pinte os nomes e as estruturas indicadas.

Quando uma cadela está no cio (estro, ocorre a atração dos cães machos), os lábios se incham e há descarga de uma quantidade variável de muco sanguinolento. O odor de uma cadela no cio é percebido a determinada distância pelos órgãos vomeronasais dos cães machos (Prancha 43). Durante o estro (última parte do cio), quando os oocistos são eliminados do ovário, a cadela aceita o coito. A mudança de fase de proestro para estro é detectada mediante exame dos tipos celulares em um esfregaço vaginal. No ciclo reprodutivo, a cadela entra no proestro e no estro aproximadamente três vezes a cada dois anos. O intervalo entre os períodos de cio pode variar de um indivíduo para outro.

Vulva e Vagina **Prancha 71**

Figura 1 –

Figura 2 –

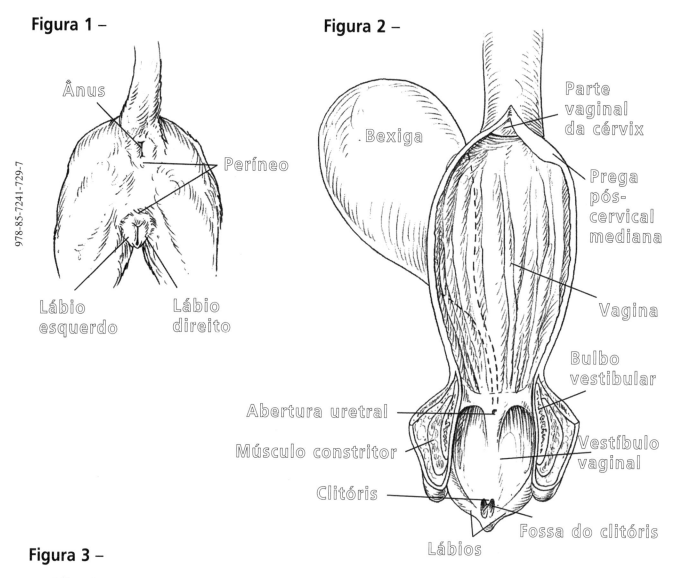

Figura 3 –

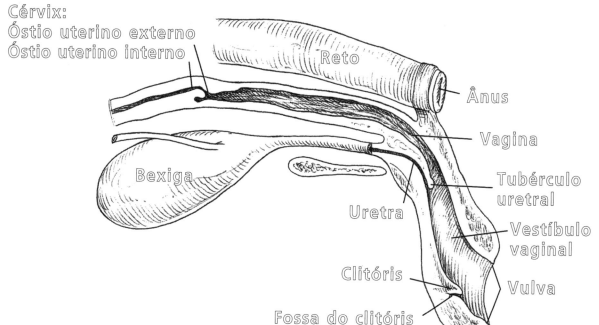

Sistema Reprodutor da Fêmea

Útero, Tubas Uterinas e Ovários

PRANCHA 72

Figura 1 – Vista ventral do útero, das tubas uterinas, da bolsa ovariana (que contém os ovários) e de outros órgãos relacionados.

O útero é formado pelos **cornos uterinos** direito e esquerdo, pelo corpo e pela cérvix (colo) do útero. Observe o que se segue: a **veia ovariana esquerda** une-se à veia renal esquerda, ao passo que a veia ovariana direita une-se à **veia cava caudal**; os vasos ovarianos e uterinos se anastomosam (juntam-se).

Figura 2 – Ovário, exposto mediante corte e retirada da bolsa ovariana, e tuba uterina (oviducto ou salpinge). A bolsa ovariana é uma parte da mesossalpinge (a prega peritoneal que sustenta a tuba uterina).

Pinte os nomes e as estruturas indicadas nas figuras, usando cores diferentes.

Em uma ovariossalpingoesterectomia (quando da castração de uma cadela), é realizada uma incisão na parede abdominal. Os **ligamentos suspensores dos ovários** são cortados e as **veias e artérias ováricas** são ligadas; realiza-se, na seqüência, uma incisão longitudinal no **ligamento largo do útero** (mesométrio); as **veias** e as **artérias uterinas** são ligadas junto com o corpo do útero que, em seguida, é distendido para que se realize sua secção na região cranial à cérvix. Os ovários, as tubas uterinas e o útero são removidos e a parede do corpo é suturada.

Na Figura 2, observe como o **ovário** está próximo do **óstio abdominal da tuba uterina**. Durante o estro (na última parte do cio), os oocistos (óvulos) produzidos pela ruptura dos folículos ovarianos são conduzidos à tuba uterina pelas **fímbrias**, pregas fechadas revestidas de células ciliadas. Se os espermatozóides (ou células espermáticas) do macho tiverem percorrido seu trajeto até o início da tuba uterina, a fertilização (união de um espermatozóide ao oocisto) ocorre. O ovo resultante inicia sua divisão, tornando-se uma "esfera de células", a mórula, que segue em direção ao útero. Leva aproximadamente uma semana para que a mórula atravesse a tuba uterina e chegue às cavidades dos cornos uterinos.

Útero, Tubas Uterinas e Ovários **Prancha 72**

Figura 1 –

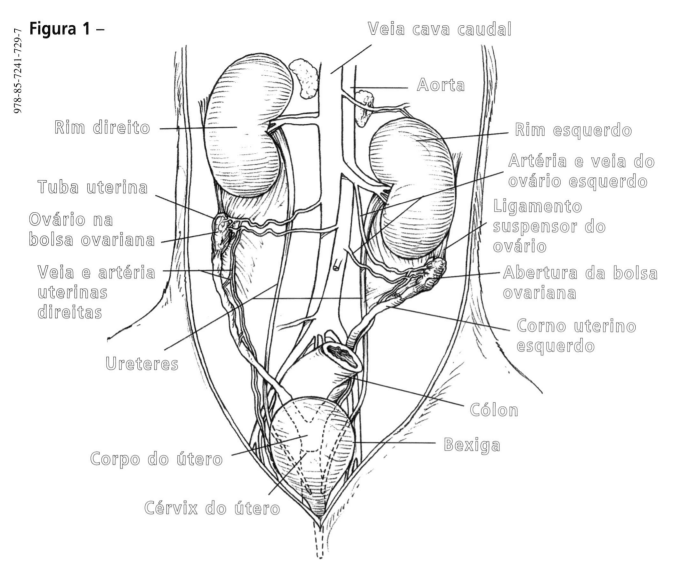

Figura 2 –

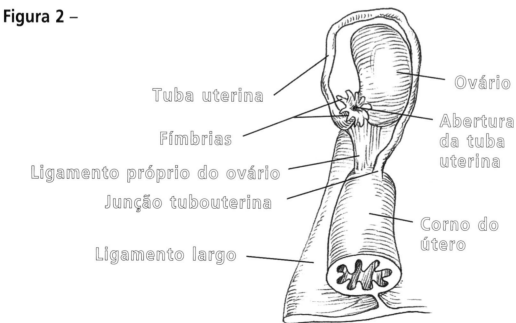

Sistema Reprodutor da Fêmea

Membranas Fetais – Placenta

PRANCHA 73

Figura 1 – Blástula seccionada (blastocisto).

Após chegar ao útero, cada mórula se desenvolve para a fase de blástula, e um blastocisto continua seu desenvolvimento à medida que flutua livremente no útero por mais uma semana. Os embriões se distribuem uniformemente entre os dois cornos uterinos.

Na fase de blástula, a **massa celular interna** do blastocisto constitui o "nodo embrionário", de onde se formará o embrião. As células que ocupam a periferia do blastocisto formam o trofoblasto. As células do **trofoblasto** formam o epitélio coriônico do corioalantóide. A **zona pelúcida**, que envolve o oócito, logo se desintegra.

Pinte os nomes e as estruturas indicadas aqui e nas figuras seguintes.

Figura 2 – Vista lateral de um embrião em estágio final de desenvolvimento e das membranas extra-embrionárias. No início, o embrião se nutre pelos vasos sangüíneos do **saco vitelino**, a primeira membrana embrionária a se desenvolver do intestino primitivo. Um remanescente do saco vitelino persiste até o nascimento. As pregas **corioamnióticas** inicialmente se unem e em seguida se rompem, formando o **cório** e o **âmnio** os quais fecham a cavidade amniótica que circunda o **embrião**. O **alantóide** desenvolve-se a partir do intestino primitivo e se junta ao cório, formando o **corioalantóide**. Fluidos acumulam-se nessas cavidades.

Figura 3 – Membranas extra-embrionárias, placenta zonária e feto. O processo de implantação inicia-se no final do período livre e termina em poucos dias. Parte do corioalantóide adere-se ao endométrio (camada uterina) na placenta zonária. Células epiteliais coriônicas (célula do trofoblasto) destroem o tecido endometrial, colocando-se em contato com os capilares maternos. O sangue fetal chega aos capilares alatoidianos do corioalantóide. Essa região é a intrincada **zona placentária**.

Hematomas marginais são aglomerados de sangue materno que se posicionam ao longo de cada margem da placenta zonária. Portanto, a placenta consiste em duas partes: fetal e maternal.

A transferência de nutrientes e de oxigênio do sangue materno é realizada por meio dos capilares maternos e das células trofoblásticas para os capilares fetais; os catabólitos e o dióxido de carbono realizam o trajeto em direção oposta. Normalmente, o sangue materno e o sangue fetal nunca se misturam.

Figura 4 – Placenta canina, do tipo zonária a termo. Obtida cirurgicamente (por meio de cesariana). Os hematomas marginais agora aparecem esverdeados em decorrência da decomposição do pigmento sangüíneo. Para colorir os nomes e as estruturas indicadas, utilize as seguintes cores: verde para os **hematomas marginais** e vermelho para a **zona placentária**. Esse pigmento verde é visto geralmente na pele ao redor da vulva, em seguida ao nascimento dos filhotes.

Membranas Fetais – Placenta **Prancha 73**

Figura 1 –

Figura 2 –

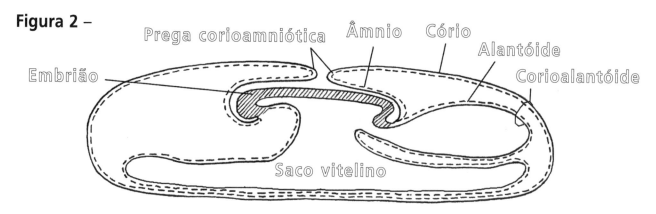

Figura 3 –

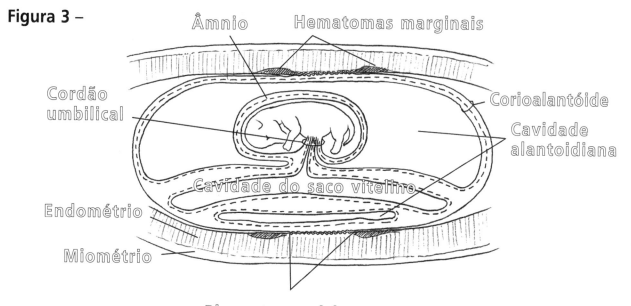

Figura 4 –

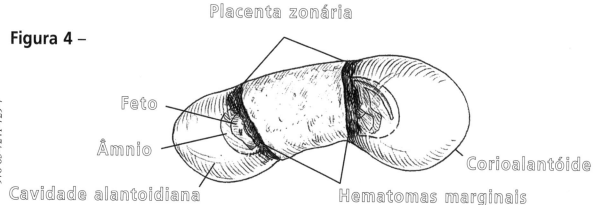

Sistema Reprodutor da Fêmea

Parição

PRANCHA 74

Figura 1 – Apresentação cranial de um filhote no parto. Observe a protrusão do saco corioa-lantoidiano na vulva. Ele está preenchido pelo líquido alantoidiano.
Figura 2 – Apresentação caudal de um filhote no parto.

Usando cores diferentes, pinte os nomes e as estruturas indicadas.
A média de duração do período de prenhez na cadela é de 63 dias.
Os extremos variam de 59 a 70 dias.

Alguns sinais de parto eminente:

- Abdome dilatado. Em geral, mas não sempre, vulva está dilatada e relaxada.
- Secreção periódica de muco claro. Algumas vezes, sangue seco deixado pelo último cio.
- Tamanho aumentado das glândulas mamárias. O leite pode ser extraído dos tetos durante a última semana de prenhez.
- A temperatura corpórea cai para 36,66 a 37,5°C por volta de 24 horas antes da parição. A temperatura deve ser medida a cada 12 horas.

Etapas da parição (estágios do trabalho de parto):

- Etapa 1:
  - A cérvix dilata até preencher a extremidade caudal da vagina.
  - Isolamento e construção do ninho. Diminuição do apetite.
  - Aumento do desconforto causado pelas contrações uterinas. Descanso, mudança de posi-ção, andar, etc.
- Etapa 2:
  - As contrações do parto nos músculos abdominais ventrais criam uma pressão abdominal.
  - A cadela urina, defeca e possivelmente vomita.
  - O filhote e as membranas fetais são movidos do útero, acima das margens púbicas e através do canal do parto (cérvix, vagina e vulva). A **apresentação cranial** ocorre em 60% das vezes e a **apresentação caudal** em 40%.
  - O **saco corioalantoidiano** (traços longos) preenchido pelo líquido alantoidiano emerge através da vulva ou pode se romper antes. O **saco amniótico** (traços curtos) envolvendo o filhote também se rompe. Esses líquidos promovem a lubrificação para a passagem do filhote pela vagina. O filhote pode ou não requerer assistência no parto. Por meio de lambedura contínua, a cadela rompe todas as membranas fetais intactas e as remove do filhote.
- Expulsão da placenta:
  - A cadela força as membranas e o cordão umbilical, empurrando a placenta para fora. Há certo sangramento. A placenta canina é decídua, ou seja, ocorre certa perda de tecido ma-terno no parto. A cadela ingere as membranas fetais e a placenta.

A secção cesariana (C-secção), parto cirúrgico, é indicada quando os filhotes são muito grandes para passar pela abertura da pelve ou quando eles estão em uma posição que dificulta sua saída do útero através do canal do parto. As grandes cabeças de fetos das raças braquicefálicas usual-mente requerem que os filhotes nasçam por meio da secção cesariana.

Parição **Prancha 74**

Figura 1 –

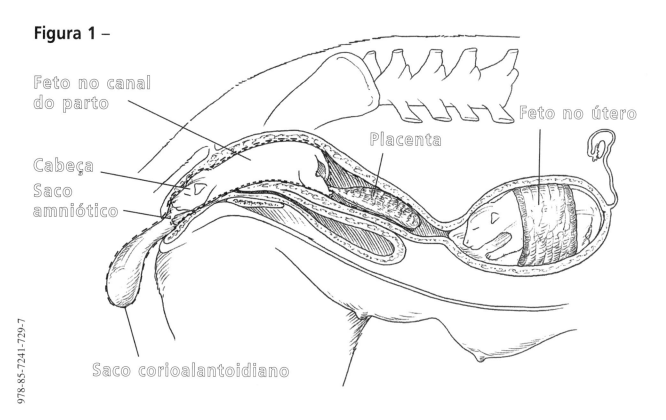

Figura 2 –

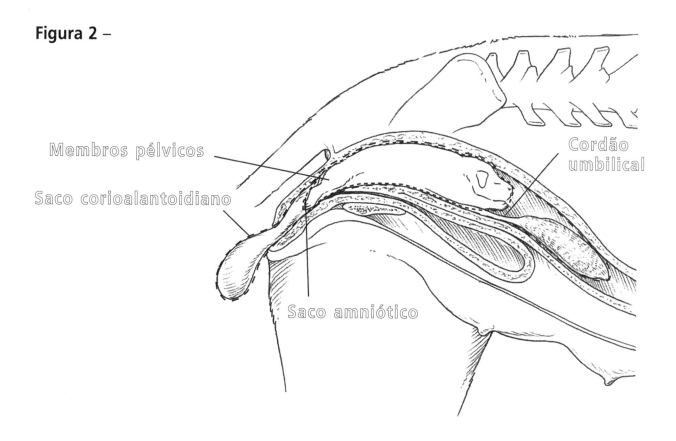

Sistema Reprodutor da Fêmea

Glândulas Mamárias

PRANCHA 75

Figura 1 – Vista ventral das glândulas mamárias caninas.
Figura 2 – Diagrama de uma glândula mamária canina.

Usando cores diferentes, pinte os nomes e as estruturas indicadas.

Pode haver quatro a seis pares de glândulas mamárias, embora algumas glândulas possam estar ausentes em um dos antímeros. Com freqüência, glândulas opostas podem estar ligeiramente desalinhadas. Esse é um arranjo benéfico, uma vez que facilita o acesso dos filhotes em amamentação.

As glândulas mamárias são glândulas sudoríparas modificadas que se desenvolvem para produzir leite (lactar). **Células secretoras** revestindo os **alvéolos** produzem o leite. **Células contráteis** em forma de estrela (células mioepiteliais) envolvem cada alvéolo. **Ductos lactíferos** carregam o leite para o **seio lactífero**. **Ductos papilares** (canais do teto) abrem-se no final do teto.

No final da prenhez, as glândulas mamárias tornam-se maiores à medida que as células secretoras dos alvéolos produzem mais e mais leite. Na última semana ou nos últimos dez dias, o leite pode ser extraído dos tetos. As glândulas aumentadas ficam pendentes e as glândulas opostas podem tocar uma na outra.

Todas as glândulas mamárias entram em lactação. Quando os filhotes começam a sugar (mamar), essas glândulas se ajustam para acomodar o número de filhotes da ninhada. As glândulas que não são utilizadas pelos filhotes se edemaciam e tornam-se firmes, voltando ao normal em pouco tempo. Normalmente, as glândulas em lactação tornam-se edemaciadas e depois diminuem de tamanho quando são sugadas.

Com a sucção, tem início o "reflexo da descida do leite". A estimulação nervosa da sucção estimula a secreção de um hormônio (oxitocina, liberado pela glândula pituitária). A oxitocina estimula a contração das células que envolvem os alvéolos para ejetar o leite nos ductos lactíferos.

O primeiro leite produzido, o colostro, tem um efeito laxativo nos filhotes. O colostro também contém anticorpos importantes que são ingeridos pelos filhotes recém-nascidos durante o primeiro dia de suas vidas. Esses anticorpos promovem proteção contra doenças por várias semanas.

Uma glândula mamária firme, edemaciada, quente e possivelmente vermelha indica mastite, inflamação da glândula mamária provocada por infecção bacteriana. Se o leite ejetado dessa glândula tiver aparência espessa (de pus) ou contiver estrias de sangue, deve-se consultar um veterinário.

Tumores de glândulas mamárias, muitas vezes cancerígenos, ocorrem com freqüência nos cães. A linfa que é drenada a partir das três glândulas craniais de cada antímero dirige-se para o linfonodo axilar; a linfa drenada das duas glândulas caudais dirige-se para o linfonodo inguinal superficial (Prancha 65).

Glândulas Mamárias **Prancha 75**

Figura 1 –

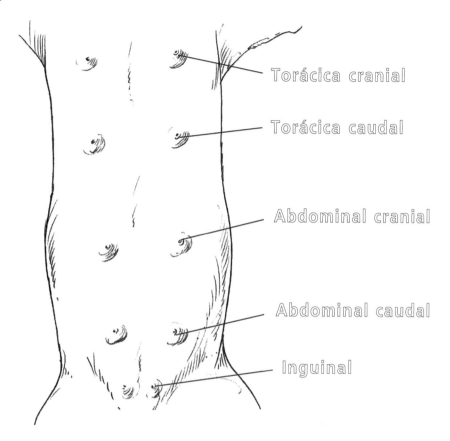

Figura 2 –

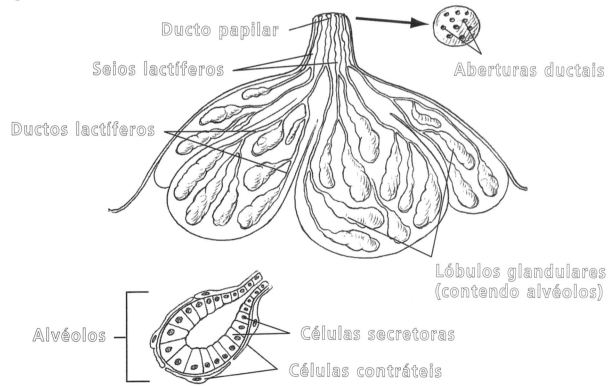

Sistema Reprodutor do Macho

Sistema Reprodutor do Macho

Órgãos Genitais

PRANCHA 76

Figura 1 – Diagrama dos órgãos genitais do cão macho. Vista lateral esquerda.

Pinte os **nomes em negrito** listados a seguir e as estruturas por eles indicadas, na prancha.

1. **Ducto deferente**
2. **Ureter**
3. **Bexiga**
4. **Vasos testiculares**
5. **Cordão espermático (dentro do canal inguinal)**
6. **Prepúcio**
7. **Osso peniano**
8. **Parte longa da glande peniana**
9. **Bulbo da glande peniana**
10. **Escroto**
11. **Testículo**
12. **Túnica vaginal**
13. **Ligamento da cauda do epidídimo**
14. **Epidídimo**
15. **Corpo cavernoso esquerdo**
16. **Corpo esponjoso**
17. **M. bulboesponjoso**
18. **M. retrator do pênis**
19. **Uretra**
20. **Próstata**

Figura 2 – Secção do testículo e do epidídimo direitos.

Pinte os nomes e as estruturas indicadas com cores diferentes.

Cada **testículo** (do latim, *testis*; do inglês, *testicle*; do grego, *orchid*) é sustentado por uma prega do peritônio, o mesórquio, e envolvido por sua continuação, a **túnica vaginal**. Abaixo da <u>parte visceral</u> da túnica vaginal está a **túnica albugínea**, formada por tecido conjuntivo fibroso, e seu <u>septo</u>, que se projeta internamente a fim de sustentar o parênquima testicular. O **escroto** é uma bolsa formada por pele, músculo liso, fáscia e <u>lamina parietal</u> da túnica vaginal. O espaço entre as lâminas visceral e parietal da túnica vaginal constitui, de fato, uma cavidade peritoneal. O tecido muscular do escroto e o músculo cremáster, do cordão espermático, auxiliam na regulação da temperatura dos testículos ao elevar e abaixá-los em relação à parede do corpo.

As **células espermáticas** (espermatozóides) desenvolvem-se nos **túbulos seminíferos**; elas passam através de **túbulos** estreitos, da **rede testicular** e dos **túbulos eferentes**, dirigindo-se ao **ducto do epidídimo**, o qual se inicia na **cabeça do epidídimo**; esse ducto continua pelo corpo do epidídimo até a **cauda epididimária**. Na medida em que os espermatozóides passam através do ducto do epidídimo, ocorre sua maturação sob a influência de secreções das células que o revestem. A parte terminal do ducto do epidídimo, na **cauda do epidídimo**, é a primeira parte do ducto deferente e contém espermatozóides maduros com caudas em forma de chicote. O **ducto deferente**, constituído em sua maior parte por músculo liso, continua no **cordão espermático**, que passa pelo <u>canal inguinal</u> e termina em uma abertura na parte prostática da **uretra** pélvica. Durante a ejaculação, cada ducto deferente propele espermatozóides e fluido epididimário para a uretra.

Órgãos Genitais **Prancha 76**

Figura 1 –

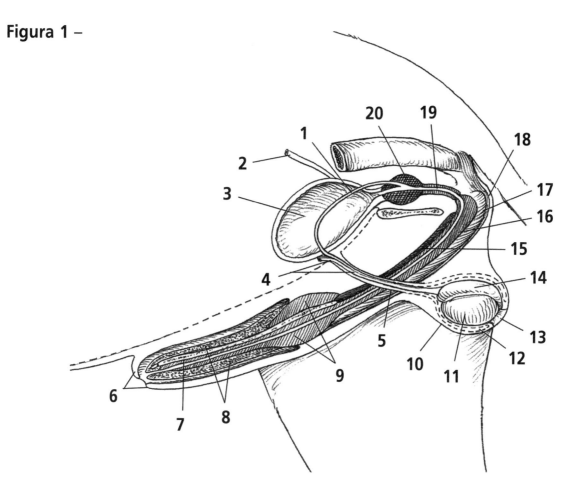

Figura 2 –

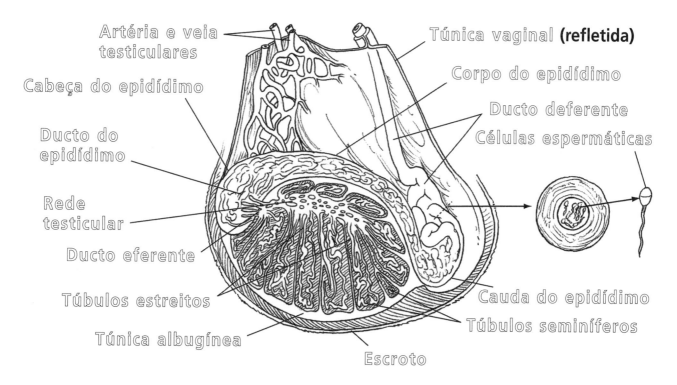

Sistema Reprodutor do Macho

Próstata e Pênis

PRANCHA 77

Figura 1 – Próstata. A. Vista dorsal. B. Vista ventral com a uretra aberta.
Figura 2 – Relações dos corpos de tecido erétil do pênis canino: raiz do pênis, corpos cavernosos, bulbo do pênis, corpo esponjoso do pênis, corpo esponjoso da glande peniana.
Figura 3 –
A. Secção transversal do bulbo da glande peniana.
B. Osso peniano isolado (do latim, *os penis*. Também denominado <u>baculum</u>).

Pinte os nomes e as estruturas indicadas nos desenhos.

A **próstata** é a única glândula sexual acessória no cão. Os lobos direito e esquerdo dessa glândula envolvem a parte prostática da **uretra**. Numerosos ductos, provenientes das unidades glandulares secretoras, penetram na uretra quando ela passa pela glândula.

No momento da ejaculação, uma massa de espermatozóides e o fluido epididimário, movidos pelas contrações musculares dos **ductos deferentes** e dos **músculos isquiocavernosos**, dirigem-se para as aberturas dos ductos deferentes, de cada lado do **colículo seminal**, na parede dorsal da uretra prostática. Essa massa é direcionada para a abertura da uretra por meio de contrações dos **músculos uretral** e **bulboesponjoso.** Assim, a secreção da próstata, o fluido prostático e o fluido das glândulas uretrais completam a formação do <u>sêmen</u>.

As duas **raízes do pênis** (ou *crura*, latim de pernas) originam-se na tuberosidade isquiática coberta pelos **músculos isquiocavernosos**. Elas continuam em dois **corpos cavernosos** no corpo do pênis. O **bulbo do pênis** está localizado entre as duas raízes. Ele continua no **corpo esponjoso da uretra**, que se estende para o **corpo esponjoso da glande**. As artérias e as veias do pênis são ramos terminais dos vasos pudendos internos.

A ereção é realizada mediante o preenchimento completo dos corpos de tecido erétil pelo sangue. Uma seqüência complexa de relaxamento arterial e interferência na drenagem venosa é causada pelas contrações dos músculos ao redor do pênis e do músculo da vagina.

Durante o intercurso sexual, é principalmente a volumosa glande peniana que penetra na vagina. O bulbo da glande aumenta rapidamente, provocando um entrelaçamento ou <u>nó</u> com a vagina. Na medida em que o macho se movimenta, a abertura da uretra do pênis é direcionada para cima, em direção à abertura da cérvix. O macho e a fêmea devem ficar "presos" um ao outro por um intervalo de tempo entre 15 a 60min. O macho pode mudar sua posição para ficar de costas para a fêmea.

No final do intercurso, o fluxo arterial retorna ao normal e os músculos relaxam, permitindo que as veias se abram completamente. Os **dois músculos retratores do pênis** contraem-se, auxiliando no retorno da glande do pênis para o **prepúcio**.

Próstata e Pênis **Prancha 77**

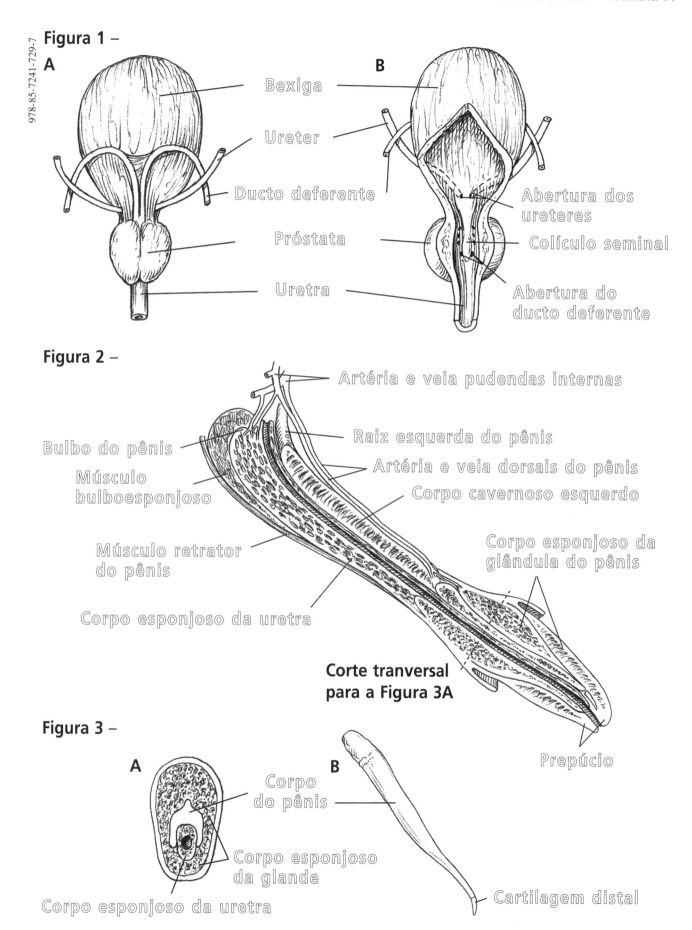

Sistema Reprodutor do Macho

Deiscência do Testículo

PRANCHA 78

Figura 1 – Testículo e epidídimo antes de chegarem no canal inguinal. A parte extra-abdominal do gubernáculo aumenta em volume para alargar o canal inguinal e o escroto.
Figura 2 – Primeiramente, a volta formada pelo epidídimo e pelo ducto deferente entra no canal inguinal expandido.
Figura 3 – Testículo e epidídimo dentro do escroto. Os vestígios do gubernáculo são constituídos pelo ligamento próprio do testículo e pelo ligamento da cauda do epidídimo (não observados aqui). O folheto parietal da túnica vaginal (do processo vaginal do peritônio) reveste o escroto; o folheto visceral da túnica vaginal cobre o testículo e o epidídimo.

Usando cores diferentes, pinte os nomes e as estruturas indicadas.

Cada **testículo** se inicia como um aumento de volume abaixo do mesonefro temporário. Quando o testículo em desenvolvimento começa a se dirigir para sua posição normal (descida do testículo), o mesonefro regride e o seu ducto origina o **ducto do epidídimo** ou o **ducto deferente**.

O **canal inguinal** é um espaço em potencial entre o músculo oblíquo interno do abdome e a aponeurose do músculo oblíquo externo do abdome. Uma fenda na aponeurose constitui o ânulo inguinal superficial. O **gubernáculo** (do latim, *gubernaculum*, capacete) do tecido embrionário gelatinoso (mesênquima) cresce, aumentando de volume e expandindo o **anel vaginal**, o canal inguinal e, finalmente, o **escroto**. A descida do testículo é passiva, forçada pela pressão dos órgãos em crescimento ao seu redor. O gubernáculo é apenas um guia e não contrai, mesmo enquanto regride. Como o testículo e o epidídimo descem pelo **processo vaginal do peritônio**, eles são cobertos pela **túnica vaginal visceral** que se torna contínua ao mesórquio (parte do peritônio que sustenta o testículo). Na medida em que cada testículo entra em seu compartimento escrotal, o gubernáculo, que é flexível e está em regressão, transforma-se no curto e fibroso ligamento próprio do testículo entre o testículo e o epidídimo, e no **ligamento da cauda do epidídimo** que se conecta ao tecido conjuntivo frouxo do escroto.

A deiscência do testículo ocorre na última fase da prenhez ou nos primeiros dias após o nascimento. O estímulo para a descida do testículo é gerado pela testosterona, hormônio produzido por células internas dos testículos. Normalmente, no momento do nascimento os testículos estão no anel vaginal ou dentro do canal inguinal, e devem descer completamente ao escroto após duas semanas do nascimento. Em virtude do tamanho reduzido que os testículos imaturos apresentam, em geral não são percebidos à palpação externa até aproximadamente seis semanas após o nascimento.

A retenção do testículo ou criptorquidismo (do grego, *kryptos*, escondido + *orchid*, testículo) pode ocorrer nos cães. O testículo criptorquídico pode estar localizado abaixo da pele do flanco, entre o ânulo inguinal superficial e o escroto, situação denominada "flanco alto". Os testículos podem também estar localizados no canal inguinal e na cavidade abdominal. Em razão da temperatura elevada nessas regiões, o testículo retido não é capaz de produzir espermatozóides, embora possa produzir testosterona. Um cão monorquídico (com apenas um testículo deiscente) não deve ser usado em criações, já que essa anormalidade é considerada hereditária.

Deiscência do Testículo **Prancha 78**

Figura 1 –

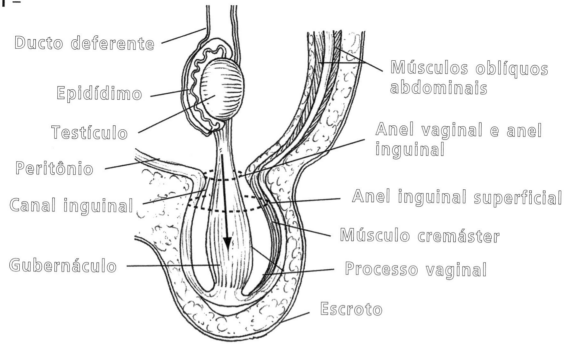

Figura 2 –

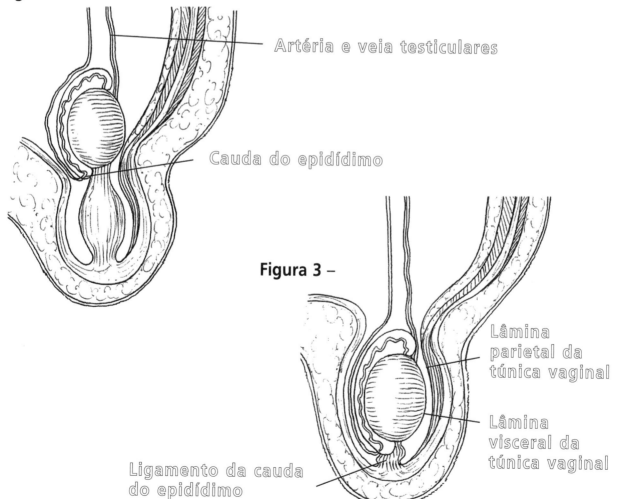

Figura 3 –

Sistema Nervoso

Sistema Nervoso

Cérebro

PRANCHA 79

Figura 1 – Vista dorsal do cérebro.
Figura 2 – Secção mediana do cérebro.

Usando cores diferentes, sublinhe os **nomes em negrito** e pinte as estruturas indicadas na prancha.

1. **Fissura longitudinal do cérebro**
2. **Hemisfério cerebral direito**
3. **Sulcos**
4. **Giros**
5. **Cerebelo**
6. **Corpo caloso** (conecta os hemisférios cerebrais)
7. **Septo pelúcido**
8. **Glândula pineal**
9. **Medula oblonga (bulbo)**
10. **Ponte**
11. **Tálamo**
12. **Hipotálamo**
13. **Hipófise cerebral ou glândula pituitária**
14. **Quiasma óptico**
15. **Nervo óptico direito**
16. **Bulbo olfatório**

O hipotálamo, a glândula pituitária e a glândula pineal são partes do sistema endócrino.

As três grandes partes do sistema nervoso central são: o cérebro e o encéfalo (com dois hemisférios), o tronco cerebral e o cerebelo. O tronco cerebral é formado pela ponte, pela medula oblonga (bulbo), pelo mesencéfalo e pela região intermediária do cérebro, o diencéfalo. O tronco cerebral conecta os hemisférios cerebrais ao cerebelo e à medula espinal.

Cérebro **Prancha 79**

Figura 1 –

Figura 2 –

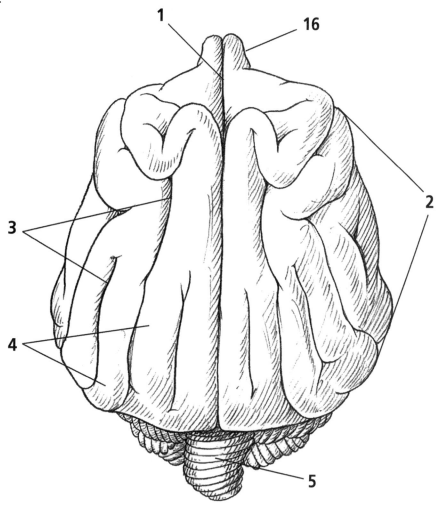
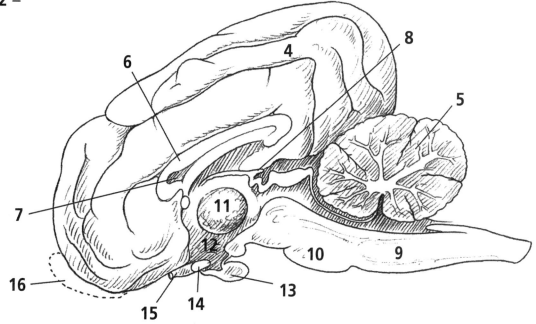

Sistema Nervoso

Nervos Cranianos

PRANCHA 80

Vista ventral do encéfalo e das raízes dos nervos cranianos.

Em cores diferentes, pinte os números romanos e os nervos cranianos indicados na prancha.

NERVOS CRANIANOS e suas FUNÇÕES

I. **Nervo olfatório** – Olfato. Pequenas fibras nervosas partem da membrana mucosa das duas fossas nasais. Elas passam através de aberturas na lâmina cribrosa do osso etimoide, até chegarem ao **bulbo olfatório**.

II. **Nervo óptico** – Visão. Algumas fibras nervosas vindas da retina de um olho passam pelo **quiasma óptico** e continuam no trato óptico do lado oposto.

III. **Nervo oculomotor** – Inervação motora para os vários músculos em volta do olho. Fibras motoras parassimpáticas para músculos lisos no interior do olho.

IV. **Nervo troclear** – Inervação motora para o músculo troclear em volta do olho.

V. **Nervo trigêmeo** – Inervação sensorial para a face. Motora para os músculos da mastigação e para os músculos profundos da cabeça. Sensorial para os dentes inferiores. Ramo sensitivo lingual (para o sentido do tato da língua).

VI. **Nervo abducente** – Inervação motora para dois músculos em volta do olho.

VII. **Nervo facial** – Motor para os músculos facial, auricular e da pálpebra. O ramo da corda do tímpano se junta ao nervo lingual, e é responsável pelo paladar em dois terços do dorso da língua. Fibras motoras parassimpáticas para as glândulas salivar e lacrimal.

VIII. **Nervo vestibulococlear** – Sensitivo para a audição, para o movimento e para o equilíbrio.

IX. **Nervo glossofaríngeo** – Motor para músculos do palato e da faringe. Paladar e tato do terço caudal da língua. Sensitivo para a membrana mucosa do palato e da faringe. Fibras parassimpáticas para as glândulas salivares.

X. **Nervo vago** – Nervos parassimpáticos para os músculos lisos das vísceras cervicais, torácicas e abdominais. Sensitivo para a orelha externa. Sensitivo para a membrana mucosa da laringe e motor para os músculos da laringe via nervos laríngeos cranial e caudal.

XI. **Nervo acessório** – Motor para quatro músculos do ombro. Observe que a principal parte desse nervo vem da medula espinal cervical.

XII. **Nervo hipoglosso** – Motor para músculos da língua.

Nervos Cranianos **Prancha 80**

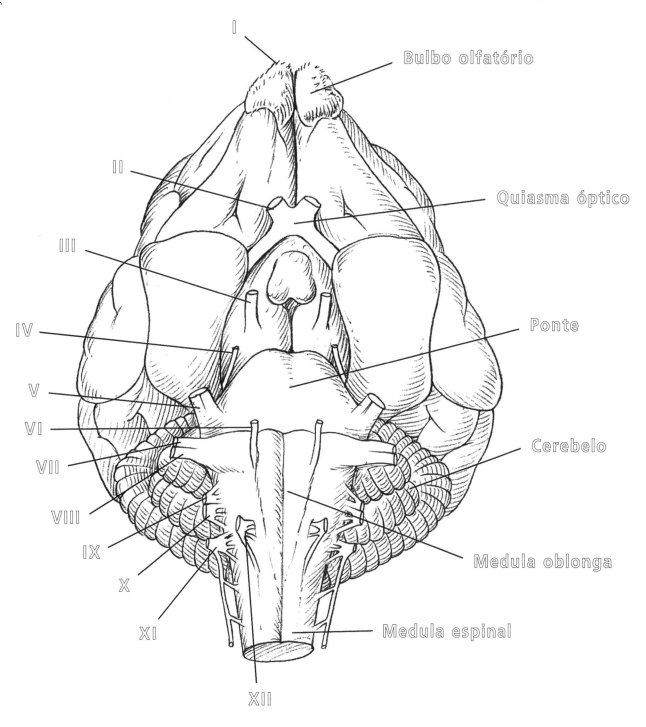

Sistema Nervoso

Medula Espinal e Nervos Espinais

PRANCHA 81

Figura 1 – Diagrama da vista dorsal da medula espinal e das raízes dos nervos espinais. Usando cores diferentes, pinte os nomes e as regiões da medula espinal.
Figura 2 – Secção transversal da região torácica da medula espinal e suas relações com o canal vertebral e as partes do nervo espinal.

Sublinhe os **nomes em negrito**, listados a seguir, com cores diferentes, e pinte as estruturas indicadas no desenho com a mesma cor.

1. **Espaço epidural** (do canal vertebral)
2. **Dura-máter**
3. **Medula espinal**
4. **Raiz dorsal**
5. **Gânglio espinal** (corpos e processos de células nervosas)
6. **Raiz ventral do nervo espinal**
7. **Nervo espinal torácico**
8. **Ramos comunicantes** (do tronco simpático e para ele)
9. **Tronco simpático**

A medula espinal continua a partir da medula oblonga (bulbo) para o <u>forame</u> <u>magno</u> do osso occipital, estendendo-se da direção caudal até aproximadamente o nível do disco intervertebral entre L6 e L7. Um desenvolvimento diferencial resulta na presença do oitavo segmento da medula espinal cervical e em relações variáveis entre os segmentos da medula espinal e as vértebras. Os segmentos lombar caudal, sacral e caudal da medula localizam-se cada vez mais cranialmente em relação às vértebras de mesmo número. A medula espinal é mais longa em cães menores.

A **cauda eqüina** é a coleção de raízes de nervos espinais que se estendem caudalmente, a partir do final da medula espinal, dentro do canal vertebral.

O diâmetro da medula espinal aumenta nas **intumescências cervical** e **lombar**, onde as raízes dos plexos que suprem os nervos dos membros se originam.

Uma **raiz dorsal** <u>sensitiva</u> (com seu **gânglio espinal**) e uma **raiz ventral** <u>motora</u> se unem para formar o **nervo espinal**. O nervo espinal se divide posteriormente em <u>ramos</u> <u>dorsal</u> e <u>ventral</u> principais. Nas **regiões torácica** e **lombar**, os **ramos comunicantes** conectam-se com o **tronco simpático**. Esse último é formado por uma série de <u>glânglios</u> <u>conectados</u> <u>por</u> <u>nervos</u> que se localizam na face interna da parede torácica.

A <u>dura-máter</u>, meninge mais externa que recobre a medula espinal, é separada da parede do canal vertebral por um <u>espaço</u> <u>epidural</u>. Esse espaço contém certa quantidade de tecido adiposo e um plexo venoso. Nervos espinais passam através das meninges.

Medula Espinal e Nervos Espinais **Prancha 81**

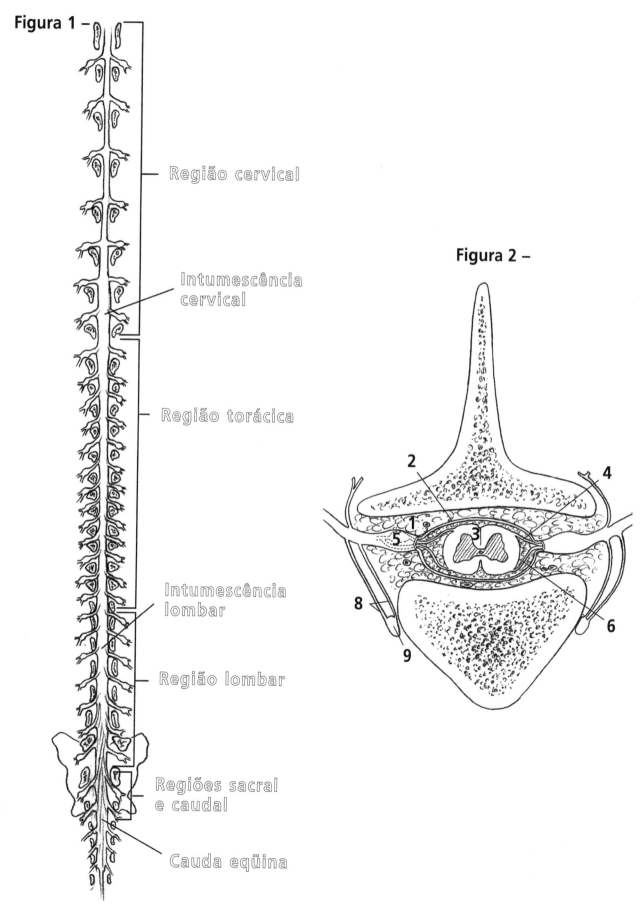

Figura 1 –
- Região cervical
- Intumescência cervical
- Região torácica
- Intumescência lombar
- Região lombar
- Regiões sacral e caudal
- Cauda eqüina

Figura 2 –

Sistema Nervoso Autônomo

PRANCHA 82

Divisão parassimpática – branco; divisão simpática – preto.

Sublinhe os nomes **em negrito** com cores diferentes e pinte as estruturas indicadas. Pinte os nomes na prancha.

1. **Núcleo parassimpático** (coleções de corpos de células nervosas) no tronco cerebral. Origem das fibras nervosas parassimpáticas dos III, VII, IX e X (**nervo vago**) nervos cranianos
2. **Gânglio cervical cranial** (coleção de corpos de células nervosas). Fonte das fibras nervosas simpáticas que suprem a cabeça
3. **Nervo vertebral**

4. **Tronco e gânglios simpáticos**
5. **Gânglios simpáticos maiores**
6. **Nervos simpáticos para os órgãos torácicos, abdominais e pélvicos**
7. **Ramos do nervo vago para os órgãos torácico e abdominal**
8. **Nervos pélvicos** – Suprimento parassimpático para os órgãos pélvicos

O **nervo vago** e o **tronco simpático** se unem formando o tronco vagossimpático, adjacente à artéria carótida comum no pescoço.

As duas divisões do sistema nervoso autônomo são consideradas motoras, mas fibras nervosas sensitivas correm em nervos autônomos.

As fibras nervosas dos corpos das células nervosas na substância cinzenta lateral da porção toracolombar da medula espinal realizam sinapse com (transmite o impulso nervoso para) células nervosas nos gânglios simpáticos. Fibras nervosas dos corpos celulares nos gânglios inervam os órgãos. Os gânglios simpáticos localizam-se dentro ou sobre os órgãos que eles suprem com suas fibras nervosas.

Nervos parassimpáticos e simpáticos geralmente inervam os mesmos órgãos, causando respostas diferentes:

Órgão	Efeitos parassimpáticos	Efeitos simpáticos
Olho	Constrição da pupila	Dilatação (expansão) da pupila
Glândulas lacrimais	Secreção aumentada	Secreção diminuída
Glândulas salivares	Secreção aumentada	Secreção diminuída
Coração	Freqüência diminuída	Freqüência aumentada
Brônquios e bronquíolos	Constrição	Expansão
Estômago e intestinos	Secreção e motilidade aumentadas	Secreção e motilidade diminuídas
Medula adrenal	Nenhum efeito	Secreção de epinefrina
Bexiga urinária	Contração	Relaxamento

978-85-7241-729-7

Sistema Nervoso Autônomo **Prancha 82**

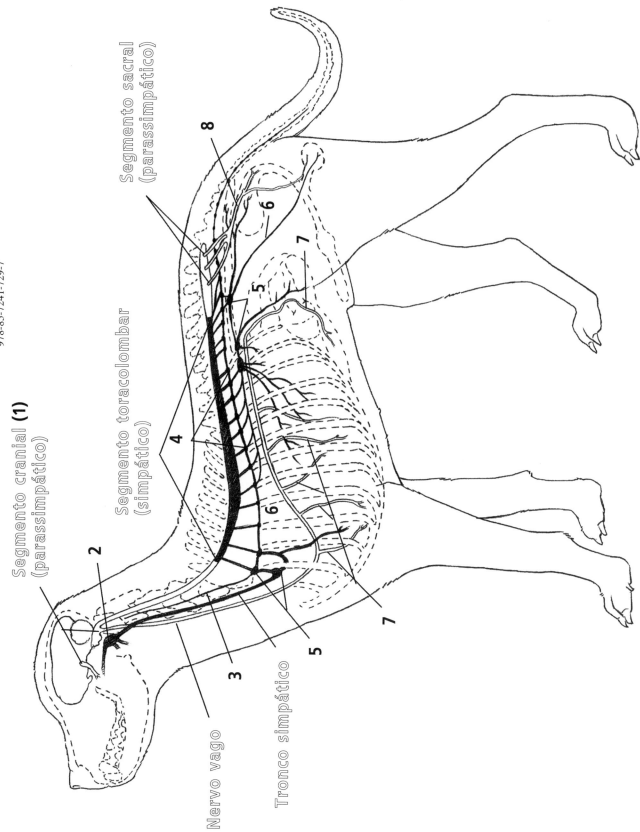

Meninges e Líquido Cerebroespinal

PRANCHA 83

Desenho esquemático mostrando:

- Meninges – três membranas que revestem o cérebro e a medula espinal.
- Principais locais de produção do líquido cerebroespinal (LCE), os **plexos coróides**. O LCE também é produzido pelo revestimento dos ventrículos e pelo tecido cerebral.
- Circulação do LCE (*setas*) pelos **ventrículos** (que comunicam as câmaras do cérebro), pelo canal central da medula espinal e pelo **espaço subaracnóideo**.
- A drenagem do LCE é feita por meio de projeções da **aracnóide** para o sangue de um **seio venoso** dentro da **dura-máter**.
- O final da medula espinal e a **cauda eqüina** formada pelas últimas raízes de alguns nervos espinais.
- Locais para colheita de LCE (A) do espaço subaracnóideo e para a injeção de anestesia dentro do **espaço epidural** (B), promovendo anestesia epidural.

Sublinhe os **termos em negrito** com cores diferentes e pinte as estruturas indicadas pelas legendas na prancha.

1. **Dura-máter da cavidade craniana** – Une-se ao periósteo da cavidade craniana; não há espaço epidural.
2. **Dura-máter do canal vertebral** – Meninge externa densa e fibrosa.
3. **Espaço epidural** (somente no canal vertebral) – Contém tecido adiposo, vasos e raízes de nervos.
4. **Periósteo do canal vertebral**.
5. **Membrana aracnóide** – Meninge média delicada.
6. **Espaço subaracnóideo** (bastante aumentado aqui) – Contém LCE. É cruzado por filamentos parecidos com teias de aranha que se estendem a partir da membrana aracnóide até a pia-máter.
7. **Pia-máter** – Membrana interna vascular cobrindo o cérebro e a medula espinal; forma o filamento terminal no final da medula espinal.
8. **Cisterna cerebelomedular** – Parte dilatada do espaço subaracnóideo; local para obtenção de amostra do LCE.
9. **Forame (abertura) interventricular** – De cada lado; conecta o ventrículo lateral no hemisfério cerebral com o terceiro ventrículo.
10. **Terceiro ventrículo** – No mesencéfalo.
11. **Plexo coróide do terceiro ventrículo** (o plexo coróide do ventrículo lateral não é visto aqui).
12. **Quarto ventrículo** – Na medula oblonga (bulbo).
13. **Canal central da medula espinhal** – Continua caudalmente ao quarto ventrículo.
14. **Plexo coróide do quarto ventrículo**.
15. **Abertura lateral do quarto ventrículo** – Um dos dois forames de saída do LCE para o espaço subaracnóideo.
16. **Granulações aracnóideas** – Por meio das quais o LCE passa para o seio venoso sagital dorsal.
17. **Seio venoso sagital dorsal** – Dentro da dura-máter.

Funções do LCE: **1.** Amortece o cérebro e a medula espinal. **2.** Transporta nutrientes, produtos e substâncias reguladoras.

A hidrocefalia é uma expansão dos ventrículos preenchidos por uma quantidade excessiva de LCE, exercendo pressão no cérebro.

978-85-7241-729-7

Meninges e Líquido Cerebroespinal **Prancha 83**

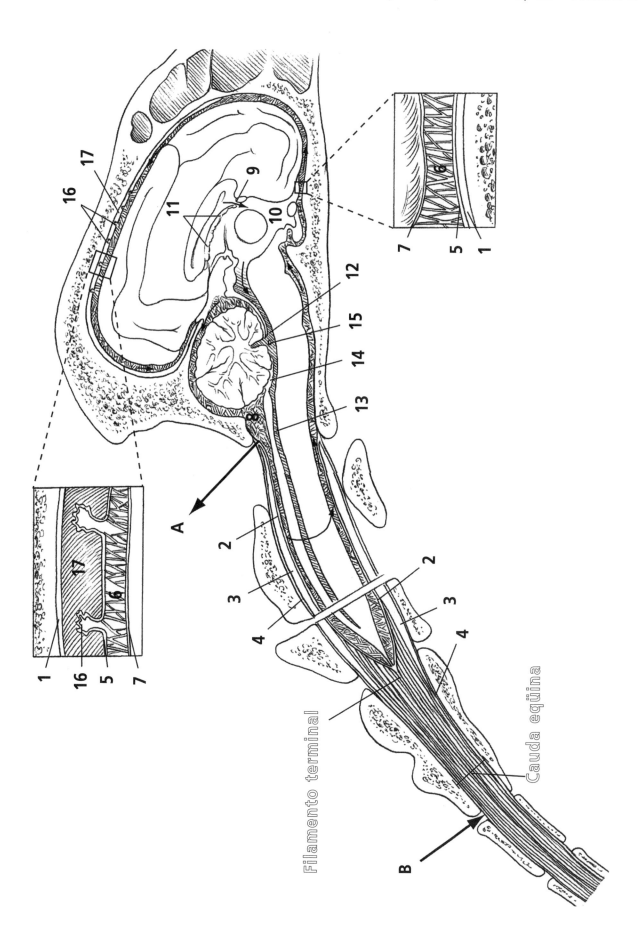

Sistema Endócrino

Localização dos Principais Órgãos Endócrinos

PRANCHA 84

Com cores diferentes, sublinhe os **nomes em negrito** dos órgãos endócrinos listados, e pinte os órgãos indicados na prancha.

Órgãos endócrinos	Hormônios produzidos	Tecidos/órgãos-alvo
1. **Glândula pineal**	Melatonina	Centros do sono no cérebro
2. **Hipotálamo**	Hormônios liberadores	Pituitária anterior
	Oxitocina	Útero, glândulas mamárias
	Hormônio antidiurético (ADH, *antidiuretic hormone*)	Rins
3. **Hipófise cerebral (glândula pituitária)**		
Pituitária anterior	Tirotrofina	Glândula tireóide
	Gonadotrofina	Gônadas: ovários, testículos
	Adrenocorticotrofina	Córtex da adrenal
	Somatotrofina	Tecidos de crescimento do corpo
Pituitária posterior	Armazena e libera a oxitocina e o ADH	Ver anteriormente
4. **Glândula tireóide** – Dois lobos conectados por um istmo	Tiroxina e triiodotironina	Todos os tecidos do corpo
	Calcitonina	Osso
5. **Glândulas paratireóides** – Duas de cada lado	Paratormônio (PTH)	Osso, intestinos, rins
6. **Estômago**	Gastrina	Estômago, intestino delgado
7. **Intestino delgado**	Colecistoquinina; secretina	Vesícula biliar, intestino delgado
8. **Pâncreas**	Insulina; glucagon	Todos os tecidos do corpo; fígado, ilhotas pancreáticas, trato gastrintestinal, hipófise anterior
	Somatostatina	
9. **Glândulas adrenais – Córtex**	Cortisol, aldosterona	Todos os tecidos do corpo, órgãos do sistema imune
– Medula	Epinefrina, norepinefrina	Tecidos musculares, glândulas
10. **Ovários**	Estrógenos, progesterona	Órgão reprodutores femininos
Testículos	Testosterona	Órgãos reprodutores masculinos, músculo e pele
11. **Placenta**	Gonadotrofina coriônica, estrógenos	Órgãos reprodutores femininos

978-85-7241-729-7

Localização dos Principais Órgãos Endócrinos **Prancha 84**

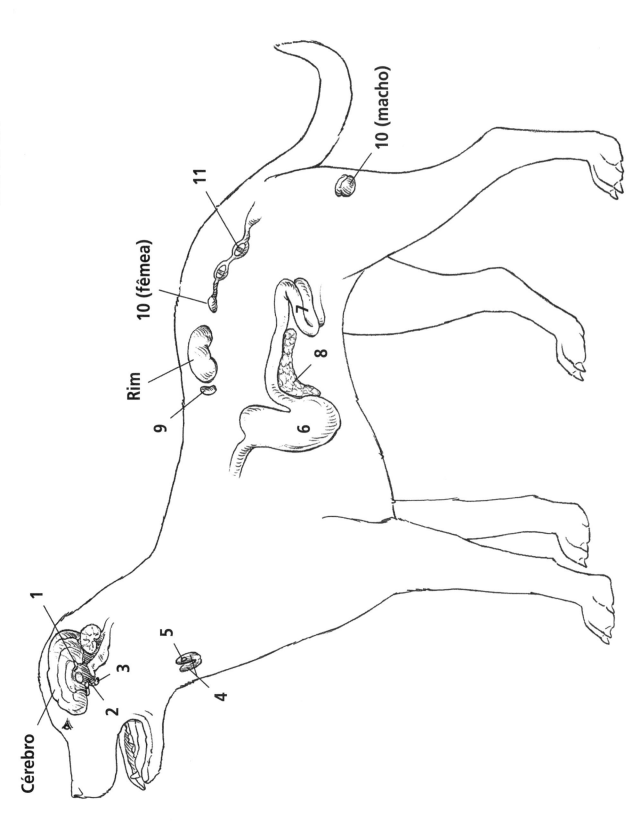

Índice Remissivo

A

Abdome, 1, 74
Acondroplasia, 11
Acrômio, 12
Adrenocorticotrofina, 84
Afghan Hound, 36
Aldosterona, 84
Alopecia, 5
Alvéolo, 58, 69, 75
  dental, 48
Âmnio, 73
Ampola retal, 55
Anel
  inguinal superficial, 78
  traqueal, 68, 69
  vaginal, 78
Anemia, 64
Anestesia epidural, 83
Antebraço, 1
  ligamento interósseo, 15
Antímeros, 75
Ânus, 55, 71
Aorta, 34, 58-61, 65, 72
Aparelho hióide, 7, 39
Aracnóide, 83
Arco, 8
  costal, 9
  palmar, 22
  venoso hióideo, 62
  zigomático, 39, 50
Artéria
  abdominal cranial, 61
  antebraquial, 22
  auricular caudal, 62
  axilar, 22, 60
  bicipital, 22
  braquial, 22
  carótida, 47, 60, 62
  celíaca, 61
  cervical superficial, 60
  circunflexa
    femoral, 34
    umeral, 22
  cólica, 61
  coronária, 59
  descendente do joelho, 34
  dorsal do pênis, 77
  esofágica, 61
  esplênica, 61
  facial, 62
  faríngea ascendente, 62
  femoral, 34, 63

Artéria (*cont.*)
  frênica caudal, 61
  gástrica direita, 61
  gastroepiplóica, 61
  glútea cranial, 34
  grande, 10, 22, 34
  hepática, 54, 61
  ileal, 61
  ileocólica, 61
  ilíaca, 34, 58
  iliolombar, 34
  infra-orbitária, 62
  intercostal esquerda, 60
  interóssea, 22
  jejunal, 61
  laríngea cranial, 62
  lingual, 47, 62
  maxilar, 62
  mediana, 22
  mesentérica, 61
  metatársica perfurante, 34
  nasais, 62
  nutrícia, 10
  occipital, 62
  ovárica, 61, 72
  palpebral lateral, 62
  pancreaticoduodenal, 61
  pudenda interna, 34, 77
  pulmonar, 58, 60
  renal, 61, 70
  safena, ramo, 34
  subclávia, 58, 60
  superficiais, 62
  temporal superficial, 62
  testicular, 61, 76, 78
  tibial caudal, 34
  tireóidea cranial, 62
  torácica interna, 60
  toracodorsal, 22
  transversa da face, 62
  tronco frenicoabdominal, 61
  uterina, 72
  vertebral, 8, 60
Articulação
  antebraquiocárpica, 15
  atlantoaxial, 8
  carpometacárpica, 15
  coxofemoral displásica, 29
  cubital, 15
  de estabilização, 28
  femorotibial, 30
  fibrosa, 14

Articulação (*cont.*)
  intercárpica, 15
  interfalangiana, 15
  intermetacárpica, 15
  intertársica, 28
  mediocárpica, 15
  metacarpofalangiana, 15
  radioulnar, 15
  sacroilíaca, 25, 28
  sinovial, 14
  tarsocrural, 27, 28
  tarsometatársica, 27, 28
  temporomandibular, 39
  tipos, 14
Árvore brônquica, 69
Atlas, 8, 8
Átrio
  direito, 58, 59
  esquerdo, 58, 59
Aurícula, 44, 59
Áxis, 8

B

Baço, 52, 57, 61, 64
Basset Hound, 11
Batimento cardíaco, 63
Beiço, 1
Bexiga, 56, 57, 70-72, 76, 77
  nervos, 82
  pedra, 70
  urinária, 52, 70
Bigorna, 44
Blastocele, 73
Blastocisto, 73
Blástula, 73
Bloodhound, 43
Boston Terrier, 11, 36
Botões gustativos, 51
Braço, 1
Bradicardia, 63
Bronquíolos, 69
  nervos, 82
  respiratórios, 69
  terminais, 69
Bula timpânica, 39, 40, 44
Bulbo, 79
  capilar, matriz, 4, 5
  direito do cérebro, 43
  do pênis, 77
  olfatório, 79, 80
Bulldogue, 36
  Inglês, 11

2 Índice Remissivo

C

Cabeça, 51, 67
  fáscia, 16
  topo, 1
  ulnar, 20
Calcâneo, 27
Calcitonina, 84
Cálculos urinários, 70
Camada uterina, 73
Câmara vítrea, 42
Canal
  auditivo, 44
  condilar, 40
  do parto, 74
  inguinal, 76, 78
  óptico, 40
  semicircular, 44
  vertebral, periósteo, 83
Canalículo lacrimal, 42
Capilares, 58
  alatoidianos, 73
Cápsula articular, 29
  fibrosa, 14
Cárdia, 53
Cáries dentárias, 48
Carpo, 1
  articulação dos ossos, 15
  face articular, 12
Cartilagem
  anular, 44
  aritenóide, 68
  articular, 10, 11, 14, 44
  costal, 7, 9
  cricóide, 67-69
  epiglótica, 68
  hialina, 14
  interaritenóide, 68
  intercalar, 9
  nasal, 43
  tireóide, 39, 68
  xifóide, 9
Carúncula lacrimal, 42
Cauda
  eqüina, 81, 83
  fáscia, 16
  inserção, 1
  tipos, 36
Caudectomia, 36
Cavidade
  amniótica, 73
  cranial, 40
  glenóide, 12
  infraglótica, 68
  medular, 10, 11, 64
  nasal, 40, 51, 67, 69
  oral, 51

Cavidade (*cont.*)
  serosa, 56
  timpânica, 44, 67
Ceco, 53
Células
  adiposas, 4, 5, 64
  contráteis, 75
  epiteliais coriônicas, 73
  esfoliativas, 5
  espermáticas, 72, 76
  mioepiteliais, 75
  pigmentares, 4
  secretoras, 75
  trofoblásticas, 73
Cemento, 48
Cerebelo, 79, 80
Cérebro, 79, 83, 84
Cernelha, 1
Cerúmen, 44
Cesariana, 74
Cílios, 69
Cio, 71
Circulação sistêmica, 58
Cisterna cerebelomedular, 83
Clavícula, 7
Clitóris, 71
Coana, 40, 51, 67
Cocker Spaniel, 42
Cóclea, 44
Colecistoquinina, 84
Colículo seminal, 77
Collie, 36
Cólon, 55-57, 70, 72
Colostro, 75
Coluna vertebral, 7, 8
Concha
  dorsal, 40
  nasal, 67
  ventral, 40
Côndilo, 26
  occipital, 39, 40
Conformação
  de frente, 37
  em "jarrete de vaca", 38
  em "perna curvada para
    fora", 38
  estreita, 37
  larga, 37
  normal, 37
Conjuntiva, 42
Contrações uterinas, 74
Coração, 56, 57, 59, 63
  ápice, 59
  bifurcação dorsal, 69
  cordas tendíneas, 59
  fetal, 59
  nervos, 82

Corda vocal, 68
Cordão
  espermático, 57, 76
  umbilical, 73, 74
Cório, 73
Corioalantóide, 73
Córnea, 42
Corpo vítreo, 42
Cortisol, 84
Costelas, 7, 9, 64
Cotovelo, 1, 15, 37
Coxa, 1, 63
Coxim, 23
Crânio, 7
  articulações, 14
  protuberância occipital
    externa, 39
  tipos, 41
Criptorquidismo, 78
Crista
  cervical, 1
  ilíaca, 25
  intertrocantérica, 26
  nucal, 39
  renal, 70
  sagital, 39
  ungueal, 13
Curly-coated Retriver, 6
Cúspides, 22

D

Dachshund, 11, 12, 36
Dálmata, 44
Dedos, 1, 24
Deglutição, 67
Dente
  canino, 48
  carniceiro, 48
  cavidade pulpar, 48
  colo, 48
  coroa, 48
  da bochecha, 49
  decíduo, 48
  desgaste, 49
  esmalte, 48
  fratura, 48
  incisivo, 48, 49
  molar, 48
  permanente, 48
  pré-molar, 48
  raiz, 48
  simples, 48
  superior, 49
Dentição completa, 49
Dentina, 48
Derme, 4, 23

Diafragma, 56, 60, 65
Diencéfalo, 79
Dilatação gástrica, 53
Discos intervertebrais, 8
Displasia coxofemoral, 29
Distensão, 53
Doberman Pinscher, 36
Doença periodontal, 48
Ducto
  arterioso, 59
  biliar, 54
  coletor, 70
  deferente, 76-78
  incisivo, 43
  linfático direito, 65
  mandibular, 47, 50
  nasolacrimal, 42, 67
  lactífero, 75
  pancreático, 53
  papilar, 75
  parotídeo, 46, 50
  semicirculares, 44
  sublingual maior, 47, 50
  torácico, 60
Duodeno, 52-54, 57
Dura-máter, 81, 83
  da cavidade craniana, 83
  do canal vertebral, 83

E

Embrião, 73
Eminência iliopúbica, 25
Encéfalo, 79
Endométrio, 73
Endósteo, 10
Enterite, 53
Epiderme, 4, 5
Epidídimo, 76, 78
Epiglote, 51, 66-68
Epinefrina, 84
Epitélio coriônico, 73
Eritrócitos, 58, 64
Erupção dentária, 49
Escápula, 7, 12, 19
  face serrata, 12
Esclera, 42
Escroto, 76, 78
Esfíncter anal interno, 55
Esôfago, 51, 60, 67, 68
Espaço
  epidural, 81, 83
  intercostal, 63
  subaracnóideo, 83
Espermatozóides, 72, 76
Espinha
  ilíaca, 25
  isquiática, 25

Esporão, 1
Esqueleto cardíaco, 59
Estapédio, 44
Estérnebras, 9, 64
Esterno, 7, 9, 63
Estômago, 52-54, 56, 57, 64, 82, 84
Estrato córneo, 5
Estro, 71, 72
Estrógenos, 84
Etmoturbinados, 43, 67

F

Fabela, 7, 26, 30
Fagócitos, 65
Falanges, 7, 13, 23
Faringe, 67, 68
Fáscia, 63
  abdominal, 16
  cervical, 16
  crural, 16
  espinotransversal, 16
  femoral, 16
  glútea, 16
  lata, 16
  omobraquial, 16
  superficial, 16
  toracolombar, 16
Fêmur, 7, 26, 29, 35
Feromônios, 43
Fertilização, 72
Feto, 73, 74
Fibras
  de Purkinje, 59
  musculares cardíacas, 59
Fibrocartilagem, 14
  cárpica palmar, 15
  parapatelar, 26
Fíbula, 7, 26
Fígado, 52, 54, 56, 57, 61
Filhote, 51
  apresentação caudal no parto, 74
  de raça branca, 44
  mamar, 75
  recém-nascido, 75
  sugar, 75
Fímbrias, 72
Fissura
  orbitária, 40
  palatina, 39, 40
  timpanoccipital, 40
Flanco, 1
Focinho, 1
Folículo
  composto, 4

Folículo (*cont.*)
  ovariano, 72
  primário, 4
  secundário, 4
Forame
  alar rostral, 40
  estilomastóide, 40
  infra-orbital, 39
  interventricular, 83
  magno, 40, 81
  mandibular, 39
  mentoniano, 39
  obturador, 25
  oval, 40, 59
  retro-articular, 40
  supratroclear, 12
  transversário, 8
  vertebral, 8
Fórmula dentária, 48
Fossa
  acetabular, 25
  infra-espinal, 12
  nasal esquerda, 67
  subescapular, 12
  supra-espinal, 12
  trocantérica, 26
  nasais, 40
Fóvea, 26
Fraturas, 14
Frênulo lingual, 50
Freqüência
  cardíaca, 63
  do pulso, 63
  respiratória, 69

G

Gânglio
  cervical cranial, 82
  espinal, 81
  simpático, 82
Garganta, 1
Garupa, 1
Gastrina, 84
Gastrite, 53
Gengiva, 48
Gengivite, 48
Glande, 76, 77
Glândula
  adrenal, 70, 84
  apócrina, 4
  bucal salivar, 46
  caudal, 4
  cranial de cada antímero, 75
  lacrimal, 42, 43, 82
  mamária, 74, 75, 84
  mandibular, 46, 47, 50
  nasal lateral, 40, 43, 67

4 Índice Remissivo

Glândula (*cont.*)
   paratireóide, 84
   parótida, 46, 50
   pilórica, 53
   pineal, 79, 84
   pituitária, 75, 79, 84
   salivar, 82
   sebácea, 4
   sublingual, 47, 50
   sudorípara, 4, 75
   tarsal, 42
   tireóide, 51, 84
   zigomática, 50
Glicose, 70
Glote, 68
Glucagon, 84
Glúteo, 1
Gonadotrofina, 84
   coriônica, 84
Granulações aracnóideas, 83
Greyhounds, 6
Gubernáculo, 78

H

Hálux, 32
Hematomas marginais, 73
Hemoglobina, 58
Hepatite, 54
Hidrocefalia, 83
Hipoderme, 4, 5, 63
Hipófise cerebral, 79, 84
Hipotálamo, 79, 84
Hormônios, 84
Humor aquoso, 42
Husky Siberiano, 36

I

Íleo, 53
Ilhotas
   de Langerhans, 54
   pancreáticas, 54
Ílio, 25, 64
Impressões nasais, 43
Insulina, 84
Intestino
   delgado, 53, 56, 84
   nervos, 82
   primitivo, 73
Íris, 42
Irish Water Spaniel, 6
Ísquio, 7, 25

J

Jarrete, 27
Jejuno, 53, 57
   alças, 52

Joelho, 1, 14
   reto, 38
   tendão, 30

L

Lábios, 1, 71
Labirinto etmoidal, 43
Labrador Retriever, 36, 42
Lactação, 75
Lágrimas, 67
   curso do escoamento, 42
Lâmina
   cribiforme, 40, 43
   crivosa do bulbo etmóide, 43
   parietal, 76
Laringe, 51
   cartilagem, 68
   entrada, 51, 68
   membrana mucosa, 68
   ventrículo, 68
   vestíbulo, 68
Laringofaringe, 51, 67
Leite, 58, 75
Lente ocular, 42
Leucemia, 64
Leucócitos, 5, 64
Ligamento
   arterioso, 59
   colaterais, 14, 30
   cricotireóideo, 68
   cruzado, 30
   dorsal elástico, 15
   epitelial, 48
   falciforme, 56
   gastroesplênico, 52
   interósseo do antebraço, 15
   intra-articular, 14
   meniscofemoral, 30
   patelar, 30
   periodontal, 48
   sacroilíaco, 28
   sacrotuberal, 29, 31
   sesamóide, 15
   tireóideo, 68
   transverso, 30
   vestibular, 68
   vocal, 68
Linfa, 65, 75
Linfocentro, 65
   axilar, 65
   brônquico, 65
   celíaco, 65
   cervical, 65
   iliofemoral, 65
   iliossacro, 65
   inguinal superficial, 65
   lombar, 65

Linfocentro (*cont.*)
   mandibular, 65
   mediastínico, 65
   mesentérico cranial, 65
   parotídeo, 65
   poplíteo, 65
   retrofaríngeo, 65
   torácico, 65
Linfócitos, 65
Linfonodo, 65
   axilar, 75
   bucal, 46
   inguinal superficial, 75
   retrofaríngeo medial, 47
   mandibulares, 46
Língua, 39, 50, 67, 80
   base, 51, 66
   filhote, 51
   raiz, 66
Líquido cerebroespinal, 83
   sinovial, 14
Lissa, 51
Lombo, 1

M

Maléolo, 26
Maltês, 6
Mão, 15
Mandíbula, 7, 39
Martelo, 44
Mastite, 75
Maxilar, 39
   processo palatino, 43
   recesso, 67
Meato acústico, 39, 40, 44, 67
Mediastino, 64, 69
Medula
   adrenal, nervos, 82
   espinal, 40, 80, 81, 83
   oblonga, 79, 80, 83
   óssea
      amarela, 10, 64
      vermelha, 64
Megacariócitos, 64
Melatonina, 84
Membrana
   aracnóide, 83
   extra-embrionárias, 73
   fetais, 73, 74
   mucosa, 43, 53, 66, 69
   sinovial, 14
   timpânica, 39, 44
Meninge, 81, 83
   filamento nervoso terminal, 83
Menisco, 14, 30
Mesencéfalo, 79
   terceiro ventrículo, 83

Mesentério, 56
Mesométrio, 72
Mesossalpinge, 72
Metacarpos, 1
Metatarso, 1
Miométrio, 73
Molde cartilaginoso, 11
Mórula, 72, 73
Muco, 69
Murmúrio, 63
Músculo, 68
  abdutor, 20, 31
  adutor, 18, 31, 32
  ancôneo, 19
  aritenóideo transverso, 68
  auricular, 44
  bíceps
    braquial, 19
    femoral, 17, 31
  biventer cervical, 35
  braquial, 12, 17-19
  braquicefálico, 17, 18
  bucinador, 17, 46
  bulboesponjoso, 55, 76, 77
  canino, 46
  cardíaco, 17
  cervicoauriculares, 46
  clidobraquial, 17
  clidocefálico, 17
  coccígeo, 36, 55
  complexo, 35
  coracobraquial, 19
  cremáster, 78
  cricoaritenóideo, 68
  cricotireóideo, 68
  da laringe, 68
  da língua, 47
  deltóide, 12, 17, 18
  detrusor, 70
  digástrico, 47
    ducto sublingual maior, 50
  do olho, 80
    externo, 42
  dorsal espinal, 18
  elevador do ânus, 36, 55
  epaxial, 35
  eretor do pêlo, 4
  esfíncter
    anal externo, 55
    do pescoço, 16, 46
  espinais e semi-espinais, 35
  esplênio, 18, 35
  esquelético, 17
  esternocefálico, 17, 18, 47
  esternoióideo, 17, 18, 47
  esternotireóideo, 47
  estiloglosso, 47

Músculo (*cont.*)
  estiloióideo, 47
  estriado, 70
  extensor, 18, 20, 30, 31
  flexor, 18, 20, 23, 31, 32
    longo do hálux, 32
  frontal, 17, 46
  gastrocnêmio, 31, 32
  genioglosso, 47, 51
  genioióideo, 47, 51
  glúteo, 17, 18, 31
  grácil, 32, 63
  grande dorsal, 17, 19
  hioglosso, 47
  hipaxiais, 35
  ilíaco, 35
  iliocostal, 18, 35
  iliopsoas, 35
  infra-espinal, 18, 19
  intercostais externos, 18
  interrósseo, 20, 31
  intertransversal da cauda, 36
  isquiocavernosos, 77
  levantador
    do lábio superior, 46
    nasolabial, 17, 46
  liso, 17, 64, 69, 70
  longuíssimo, 18, 35
  lumbrical, 20
  masseter, 17, 46, 47, 50
  mental, 46
  miloióideo, 47, 51
  multífido, 35
  oblíquo abdominal, 17, 18, 32, 78
  obturador interno, 55
  omotransverso, 17, 18
  orbicular, 17, 46
  parotidoauricular, 17, 46
  pectíneo, 32, 63
  peitoral, 17-19
  peroneal longo, 31
  platisma, 16
  poplíteo, 30, 32
  pronador redondo, 20
  psoas, 35
  quadrado
    femoral, 31
    lombar, 35
  quadríceps femoral, 18, 30-32
  redondo, 12, 18, 19
  reto
    abdominal, 18
    femoral, 31
  retrator do pênis, 55, 76, 77
  rombóide, 18, 19
  rotator, 35
  sacrocaudal, 17, 36

Músculo (*cont.*)
  sartório, 17, 18, 31, 32, 63
  semi-espinal, 18, 35
  semimembranoso, 18, 31, 32
  semitendinoso, 17, 18, 31, 32
  serrátil, 18, 19
  subescapular, 19
  sublombares, 35
  superficial da pata, 23
  supinador, 20
  supra-espinal, 18, 19
  temporal, 46
  tensor da fáscia
    do antebraço, 19
    lata, 17, 31
  tibial cranial, 31, 32
  tireoaritenóideo, 68
  transverso abdominal, 18
  trapézio, 17
  traqueal, 69
  tríceps braquial, 17-19
  ulnar lateral, 20
  uretral, 77
  vasto lateral, 31
  vestibular, 68
  vocal, 68
  zigomático, 17, 46

N

Nanismo, 11
Narina, 40, 43
Nariz, 1
  externo normal, 43
  variação braquicefálica, 43
Nasofaringe, 51, 66, 67
Néfrons, 70
Nervo
  abducente, 80
  acessório, 80
  auricular magno, 46
  autônomo, fibras, 47
  axilar, 21
  cervical, 21, 46, 47
  cutâneo
    antebraquial, 21, 63
    femoral caudal, 33
    sural, 33, 63
  do olho, 82
  espinal, 8, 81
  etmoidal, 43
  facial, 46, 80
  femoral, 33
  frênico, 60
  glossofaríngeo, 80
  glúteos, 33
  hipoglosso, 40, 47, 80

6 Índice Remissivo

Nervo (*cont.*)
 isquiático, 33
 laríngeo, 47, 68
 mediano, 21
 membro torácico, 21
 motor, 4, 80
 musculocutâneo, 21
 obturador, 33
 oculomotor, 80
 olfatório, 43, 80
 óptico, 79, 80
 pélvicos, 82
 peroneal, 33, 63
 plantar, 33
 radial, 21
 safeno, 33
 sensitivo, 80
 sensoriais, 4
 simpáticos, 82
 subescapular, 21
 supra-escapular, 21
 tibial, 33
 trigêmeo, 80
 troclear, 80
 ulnar, 21
 vago, 60, 68, 80, 82
 vertebral, 82
 vestibulococlear, 44, 80
 vomeronasais, 43
Nodo embrionário, 73
Nódulos linfáticos, 66
Norepinefrina, 84
Núcleo parassimpático, 82

O

Old English Sheepdog, 36
Olécrano, 12
Olhos, 67
Ombro, 1, 15
Omento maior, 52, 56, 64
Oocistos, 71, 72
Oócito, 73
Orelha, 44
 caída, 45
 canais ósseos, 44
 doenças, 45
 em botão, 45
 empinada, 45
 ereta, 45
 externa, 44
 interna, 39
 média, 39, 44, 67
 parte externa, 1
 pendulosa, 45
 semi-empinada, 45
 semi-ereta, 45

Orelha (*cont.*)
 tipos, 45
 "voadora", 45
Órgão
 de Jacobsen, 43
 endócrino, localização, 84
 genital, cão macho, 76
 interno, 57
 reprodutor, 84
 urinário, 70
 vomeronasal, 43, 71
Orofaringe, 51, 66, 67
Ossificação, 11
Osso, 84
 acessório do carpo, 13
 acetabular, 25
 alveolar, 48
 basiióide, 39, 47
 basoesfenóide, 40
 cárpico, 13
 central do tarso, 27
 chato, 64
 clitoriano, 71
 compacto, 10
 coxal, 25
 diáfise, 10
 do carpo, 7
 do metacarpo, 7
 do metatarso, 7
 do quadril, 25
 do tarso, 7
 dos dedos, 7
 epífise, 10, 11
 esponjoso, 10, 64
 etmóide, 40
 frontal, 39
 hióide, 67, 68
 ilíaco, 7
 incisivo, 39, 40
 lacrimal, 39
 linha
  de crescimento, 11, 14
  epifisária, 10
 longo, 64
 maxilar, 40
 metacárpico, 13
 metatársico, 27
 nasal, 39, 43
 occipital, 39, 40
 palatino, 39, 40
 parietal, 39
 peniano, 7, 76
 periósteo, 10
 pré-esfenóide, 40
 pterigóide, 40
 radial do carpo, 13
 sesamóide, 7, 13, 23, 26

Osso (*cont.*)
 társicos, 27
 temporal, 39, 44
 tibial do tarso, 27
 ulnar do carpo, 13
 zigomático, 39
Otite externa, 45
Otter Hound, 36
Ovário, 57, 72, 84
Ovariossalpingoesterectomia, 72
Oviducto, 72
Oxitocina, 84

P

Palato
 duro, 49, 51, 66
 mole, 49, 51, 66, 67
Pâncreas, 54, 61, 84
Pancreatite, 54
Papila, 51
 cônica, 51
 dermal, 4, 5
 duodenal, 53
 filiforme, 51
 folhada, 51
 fungiforme, 51
 marginal, 51
 sublingual, 50
 valada, 51
Papilon, 6
Paratormônio, 84
Parição, 74
Parto, 74
Pata, 23, 24
Patela, 7, 26, 30
Pé, tipos, 24
Peito, 1
Pelagem, tipos, 6
Pele, 5, 63
Pêlo
 de proteção, 4
 fases de crescimento, 5
 lanoso, 4
 maduro, 5
 tátil, 4
Pelve
 óssea, 29
 renal, 70
Pênis, 57
 bulbo, 77
 cartilagem distal, 77
 corpo
  cavernoso, 76, 77
  esponjoso, 76
 raízes, 77
Pequinês, 11, 36
Pericárdio, 56

978-85-7241-729-7

Índice Remissivo 7

Pericardite, 56
Períneo, 71
Peritônio, 56, 78
Peritonite, 56
Perna, 1
Pés leste-oeste, 37
Pescoço, 1, 69
Pia-máter, 83
Piloro, 53
Placas de Peyer, 53
Placenta, 59, 73, 74, 84
Plaquetas, 64
Pleura
   costal, 56
   diafragmática, 56
   mediastinal, 56
   parietal, 56
   visceral, 56
Pleurite, 56
Plexo
   braquial, 21
   coróide, 83
   pterigóideo, 62
Ponte, 79, 80
Ponto lacrimal, 42
Prega
   alar, 67
   ariepiglótica, 68
   corioamniótica, 73
   pós-cervical, 71
   vestibular, 68
   vocal, 67
Prenhez, 74, 75
Prepúcio, 76, 77
Processo
   angular, 39
   articular, 8
   coracóide, 12
   coronóide, 12, 39
   espinoso, 8
   estilóide, 12
   jugular, 39
   tentório, 40
   transverso, 8
   ungueal, 13
   vaginal, 78
   xifóide, 9
   zigomático, 39
Proestro, 71
Progesterona, 84
Próstata, 57, 76, 77
Púbis, 7, 25, 35
Pug, 36
Pulmão, 56, 57, 59, 65, 69
Pulso, 1, 63
Punho, conformação acima, 37
Pupila, 42

Q

Quartela, 1, 10
   conformação abaixo, 37
Quartos traseiros normalmente
   angulados, 38
Queratinócitos, 5
Quiasma óptico, 79, 80
Quilo, cisterna, 65

R

Raças braquicefálicas, 74
Rádio, 7, 12
Reflexo tapetal, 42
Respiração, 51, 69
Resposta de *flehmen*, 43
Retina, vasos sangüíneos, 42
Reto, 55-57
Rim, 52, 57, 70, 72, 84

S

Saco
   amniótico, 74
   anal direito, 55
   conjuntival, 67
   corioalantoidiano, 74
   lacrimal, 42
   vitelino, 73
Sacro, 1, 8, 25, 29
Sáculo, 44
Saliva, 50
Salpinge, 72
Sangue, 59, 69, 83
   fetal, 73
   materno, 73
   oxigenado, 58
   pouco oxigenado, 58
   seco, 74
Sebo, 4
Secreção oleosa, 4
Secretina, 84
Seio
   frontal, 40
   lactífero, 75
   maxilar, 40, 67
   paranasal, 40
   tonsilar, 66
   venoso, 83
Septo
   atrial, 59
   nasal, 40, 43
   pelúcido, 79
   ventricular, 59
Setter Inglês, 36
Sínfise pélvica, 14, 25

Sinusóides venosos, 4
Sistema
   endócrino, 79, 84
   muscular transverso-espinal,
    35
   nervoso
    autônomo, 82
    central, 79
   portal hepático, 58
Somatostatina, 84
Somatotrofina, 84
"Stop", 1

T

Tálamo, 79
Talo, 27
Tapete lúcido, 42
Taquicardia, 63
Tarso, 1, 27
Tártaro, 48
Tecido
   adiposo, 4, 52
   colagenoso, 4
   conjuntivo
    denso, 4
    fibroelástico, 69
    fibroso, 69
    frouxo, 4, 16
   endometrial, 73
   fibroso, 4
   subcutâneo, 4
Tela subcutânea, 16, 63
Tendão
   clavicular, 17
   de Aquiles, 32
   do calcâneo, 31, 32
   do extensor, 31
   do flexor dos dedos, 20, 23, 31
   do obturador interno, 31
   do peroneal, 31
   dos gêmeos, 31
Terceira pálpebra, glândula, 42
Testículo, 57, 76, 78, 84
Testosterona, 78, 84
Tetos, 74
Tíbia, 7, 26, 27, 30
Timo, 64
Tímpano, 39, 44, 67
Tirotrofina, 84
Tiroxina, 84
Tonsila, 51, 66
Tonsilite, 66
Tórax, 1, 60
Torniquete, 63
Tornozelo, 27

978-85-7241-729-7

8 Índice Remissivo

Trabécula septomarginal, 59
Traquéia, 51, 64, 67-69
Trígono femoral, 63
Triiodotironina, 84
Trocanter, 26
Trofoblasto, 73
Tronco
braquiocefálico, 60
cerebral, 79
costocervical direito, 60
do músculo cutâneo, 16
intestinal, 65
jugular, 65
lombar, 65
lombossacral, 33
pudendoepigástrico, 34
pulmonar, 58-60
simpático, 81, 82
traqueal esquerdo, 65
vagossimpático, 47, 82
Tuba
auditiva, 44, 67
uterina, 72
Tubérculo da supraglenóide, 12
Tuberosidade
isquiática, 25, 29
supracondilar, 26
Túbulos, 76
eferentes, 76
seminíferos, 76
Túnica
albugínea, 76
vaginal, 76, 78

U

Ulna, 7, 12
Úmero, 7, 10, 12, 15
Unha, 13, 23
Ureter, 57, 70, 76, 77
Uretra, 57, 70, 76, 77
Urina, 70
Útero, 72-74, 84
cérvix, 71, 72, 74
cornos, 57, 70, 72, 73
ligamento largo, 72
óstio externo, 71
Utrículo, 44

V

Vagina, 56, 57, 71, 74
Válvula, 22
aórtica, 59
atrioventricular, 58
do tronco pulmonar, 58
pulmonar, 59
Vasos
sangüíneos, 4, 22
testiculares, 76
Veia
abdominal cranial, 61
angular do olho, 46, 62
auricular magna, 62
ázigos, 60
bicipital, 22
braquial profunda, 22
cava
caudal, 34, 54, 58, 60, 61, 70, 72
cranial, 58-60, 65
forame, 60
cefálica, 22, 63
circunflexa, 22, 34
cólica, 61
descendente do joelho, 34
distal da coxa, 34
dorsal do pênis, 77
esplênica, 61
facial, 46, 62
femoral, 63
frênica caudal, 61
gástrica, 61
gastroduodenal, 61
gastroepiplóica, 61
glútea cranial, 34
grande, 10, 22, 34
hepática, 54, 58, 61
ileocólica, 61
ilíaca interna, 34
iliolombar, 34
jejunal, 61
jugular externa, 22, 46, 58, 62
labial, 62
lingual, 62
linguofacial, 46, 62
maxilar, 46, 62

Veia (cont.)
mediana cubital, 22
mesentérica, 61
nasal, 62
oftálmica, 62
omobraquial, 22
ovariana, 61, 72
pacreaticoduodenal, 61
porta, 54, 58, 61
profunda
da coxa, 34
da face, 62
do antebraço, 22
pudenda interna, 77
pulmonar, 58-60
renal esquerda, 61
safena, 34, 63
satélite, 34, 58
sublingual, 62
superficial, 62
temporal superficial, 62
testicular, 61, 76, 78
toracodorsal, 22
ulnar mediana, 63
uterinas, 72
Ventre, 1
Ventrículo
direito, 58
esquerdo, 58
lateral, 67
quarto, abertura lateral, 83
Vértebra, 64
caudal, 8, 29
cervical, 8, 9, 21
coccígea, 8
corpo, 8
lombar, 8, 29
sacral, 8
torácica, 8, 9, 21
Vesícula biliar, 54, 84
Vestíbulo nasal, 40, 67
Vias aéreas, 69
Vólvulo, 53
Vômito, 53
Vulva, 71, 73, 74

Z

Zona pelúcida, 73